HEYNE <

D1877273

Die Autorin

Tara Assmann (geb. 1968) studierte Ethnologie und Kulturwissenschaft und beschäftigt sich seit vielen Jahren mit dem Zusammenhang zwischen Krankheit und Kultur. Im Rahmen ihrer Forschungstätigkeit besuchte sie zahlreiche Dörfer und Städte Südasiens und Indonesiens und hatte reichlich Gelegenheit, die Vorteile eines lebendigen Medizinsystems kennenzulernen, das – je nach Beschwerden – altes schamanisches Wissen, traditionelle indische und chinesische Medizin und klassische Homöopathie ebenso einbezieht wie modernste Methoden der westlichen Schulmedizin.

TARA ASSMANN

Der heilende IMPULS

Gesund werden und bleiben
mit Quantenenergie

WILHELM HEYNE VERLAG
MÜNCHEN

Das vorliegende Buch ist sorgfältig erarbeitet worden.
Dennoch erfolgen alle Angaben ohne Gewähr.
Weder Autor noch Verlag können für eventuelle Nachteile oder Schäden, die aus den im Buch gemachten praktischen Hinweisen resultieren, eine Haftung übernehmen.

MIX
Papier aus verantwortungsvollen Quellen
FSC
www.fsc.org
FSC® C014496

Verlagsgruppe Random House FSC-DEU-0100
Das für dieses Buch verwendete FSC®-zertifizierte Papier *Holmen Book Cream* liefert Holmen Paper, Hallstavik, Schweden.

Originalausgabe 02/2011

Copyright © 2011 by Wilhelm Heyne Verlag, München,
in der Verlagsgruppe Random House GmbH
Printed in Germany 2011
Illustrationen: Guter Punkt, München – Markus Weber
Umschlaggestaltung: Guter Punkt, München,
unter Verwendung eines Motivs von © ElenArtFoto / Shutterstock
Herstellung: Helga Schörnig
Gesetzt aus der 11,2/14,5 Punkt Minion Pro Regular
bei C. Schaber Datentechnik, Wels
Druck und Bindung: GGP Media GmbH, Pößneck

ISBN 978-3-453-70167-0

http://www.heyne.de

Inhalt

Einleitung: Neuer Wein in alten Schläuchen?

Quantenheilung, Heilen mit Quantenenergie, Heilen auf der Basis der Quantenphysik ... Sind das einfach nur viele neue Stichworte für etwas, das schon uralt ist und früher einfach als Geistheilung bezeichnet wurde und etwas später als Reiki: die Übertragung oder Übermittlung eines heilenden Impulses, der über die Nerven oder das Bindegewebe in die entsprechenden Zellen des Körpers gelangt und von dort aus seine Wirkung entfaltet?

Nein, natürlich nicht, sagen die einen und betonen, dass alles, was mit »Quanten...« beginnt, auf neuesten wissenschaftlichen Erkenntnissen beruht und demnach alles andere als »esoterischer Schnickschnack« ist.

Doch, natürlich schon, werfen die Kritiker ein und weisen nach, dass »die Technik des Heilens« hier wie dort genau die gleiche ist. Es passiert eigentlich nicht viel, was man von außen sehen und beschreiben könnte, abgesehen vielleicht davon, dass sich ein »Heiler« einem

»Klienten« mit einer Art meditativer Aufmerksamkeit zuwendet, ihm meist auch die Hände auflegt ... und dass auf diese Weise oft erstaunliche Ergebnisse erzielt werden.

Gibt es also einen Unterschied? Wenn ja, worin besteht er?

Ich denke, der entscheidende Unterschied besteht weniger in den Bezeichnungen, in der Technik oder in der Methode, als im Grad der Bewusstheit, der während des Heilvorganges aufrechterhalten wird. Es geht hier nämlich um nichts weniger als um Heilung mit der Kraft des reinen Bewusstseins. Das reine Bewusstsein ist nicht identisch mit der Materie. Klar, da werden mir alle zustimmen. Es ist aber auch nicht identisch mit der universalen Energie, die je nach Kultur als Chi, Ki, Prana, Odem, Vis vitalis oder einfach Lebenskraft bezeichnet wird. Das reine Bewusstsein ist vielmehr dasjenige in uns, was uns mit der geheimnisvollen dritten Kraft verbindet, die noch dahinter (oder darüber?) steht und sich dem, was wir auch nur annähernd erfassen können, vollkommen entzieht. Dieses nicht Benennbare und nicht Erfassbare heißt in China *Tao* und in Indien *Brahman.* Darüber, wie es in unserer Religion heißt, besteht, jedenfalls soweit ich weiß, keine Einigkeit. Es ist die Kraft, die da war, als alles andere noch nicht da war. Dass sie »über« allem anderen steht, kann man eigentlich genauso wenig sagen, wie dass sie »vor« allem anderen war, denn sie ist außerhalb von Zeit und Raum.

Kompliziert? Kompliziert ist das eigentlich nur, wenn man es zu beschreiben und damit festzulegen versucht. Und auch, wenn Sie jetzt denken, »Heilung mit der Kraft des reinen Bewusstseins« klinge zu großartig, um überhaupt praktikabel zu sein, kann ich Sie beruhigen. Zu allen Zeiten haben sich Heiler aller Kulturen in den Raum des reinen Bewusstseins begeben. Es braucht nichts Besonderes, von außen Kommendes, um dies zu tun, weil wir ohnehin Anteil haben an diesem reinen Bewusstsein. Wir müssen eigentlich nichts weiter tun, als das Überflüssige wegzulassen. Dann tritt das Wesentliche wie von selbst zutage – und *alles* wird möglich, auch und vor allem das, was wir aufgrund unseres bisherigen Wissensstandes für unmöglich gehalten haben.

Wir neigen alle mehr oder weniger dazu, unsere Sicht der Welt für die einzig wahre zu halten. Nicht einmal so sehr deshalb, weil wir selbst erkannt haben, dass wir die Welt nur mit unseren eigenen Augen sehen können, sondern eher, weil wir all den Autoritäten glauben, die unsere Weltsicht prägen und uns dann immer wieder darin bestätigen. Früher hat uns beispielsweise die Kirche gesagt, wie die Welt »funktioniert«, heute sagen es uns die vielen wissenschaftlichen Studien, die zu allem und jedem gemacht werden (in wessen Auftrag auch immer). Und so glauben wir oder sind sogar sicher zu wissen, was in dieser Welt möglich ist und was *nicht* möglich ist.

Wie die nächsten Kapitel noch zeigen werden, gab und gibt es nicht nur eine, sondern viele Möglichkeiten, die Welt zu sehen und zu erklären. Doch während uns viele von ihnen nur in mythologischen Bildern oder philosophischen Diskursen übermittelt wurden, hat die Quantenphysik oder besser gesagt die Quantentheorie unser naturwissenschaftliches Weltbild revolutioniert.

Falls Sie zu den Lesern gehören, die sich lieber mit der Praxis als mit der Theorie beschäftigen, kann ich Sie beruhigen. Ab Seite 67 wird es in diesem Buch vor allem um die Praxis gehen, nämlich darum, wie man den oben angesprochenen Zustand des reinen Bewusstseins erreichen oder sich ihm zumindest annähern kann.

Sollten Sie jedoch auch an Philosophie, Physik und Metaphysik interessiert sein und daran, was es mit der Quantenphysik überhaupt auf sich hat (stark vereinfacht für Nichtphysiker, wie auch mich selbst), können Sie gleich auf der nächsten Seite weiterlesen.

Am Anfang

»Am Anfang schuf Gott Himmel und Erde. Und die Erde war wüst und leer, und es war finster auf der Tiefe, und der Geist Gottes schwebte auf dem Wasser. Und Gott sprach: Es werde Licht!« (Genesis 1,1).

So lautet der Anfang des Alten Testaments. Die Schöpfung beginnt, wie auch in anderen Schöpfungsmythen, mit jenem Zustand der Abwesenheit von Objekten und Struktur, der auf Hebräisch *Tohuwabohu* heißt, und zumeist mit »wüst« (ohne Struktur, ungeordnet) und »leer« (ohne Objekte) übersetzt wird.

Finster ist es im Tohuwabohu aus Sicht der heutigen Physik, weil es »in den ersten Minuten der Erdgeschichte« aufgrund der extremen Hitze noch keine Atome gab und die Photonen des Lichts in ständiger Wechselwirkung mit den winzigen, ionisierten Materiepartikeln standen, also keine Möglichkeit hatten, weite Strecken zurückzulegen. Oder anders, laienhafter ausgedrückt: Die Galaxien waren noch auf sehr engem Raum konzentriert; der Abstand zwischen ihnen war sehr gering und demnach alles so dicht, dass das Licht einfach davon geschluckt wurde. Erst ein paar Hunderttausend Jahre später, als sich der Kosmos abgekühlt hatte, konnten immer mehr Elektronen an Atomkerne gebunden werden und das All wurde allmählich durchsichtig. Es bildeten sich separate »Klumpen« aus Materie. Das Licht konnte zwischen ihnen hindurchstrahlen und trat dabei kaum noch in Wechselwirkung mit der Materie.

All dies lässt sich im Rahmen der Urknalltheorie physikalisch nachvollziehen beziehungsweise recht zuverlässig berechnen. Nicht naturwissenschaftlich gesichert, auch nicht einmal theoretisch, ist hingegen der »Anfang« selbst. Und warum nicht? Weil alle physikalischen Theorien die Existenz von Raum, Zeit und Materie voraussetzen – und genau die gab es »am Anfang« noch nicht.

Der Urknall

Der Urknall ist einem kosmologischen Standardmodell zufolge der Beginn des Universums. Der Begriff bezeichnet nicht etwa eine Explosion im bestehenden Raum, sondern vielmehr die *gemeinsame*, explosionsartige Entstehung von Raum, Zeit und Materie aus dem Nichts beziehungsweise dem Nullpunkt. Ein Punkt ist laut mathematischer Definition »ein Objekt ohne jede Ausdehnung«, also etwas, das man nicht sehen kann, weil es unmanifestiert ist. Deswegen steht der Punkt, beispielsweise als Kreuzungspunkt zweier Linien, häufig symbolisch für die Leere, das noch nicht Manifestierte, in dem alle Möglichkeiten enthalten sind. Aus diesem Nichts entstehen nun die Parameter unserer physikalischen Gesetze: Raum, Zeit, Materie und Energie. Doch woher kommen diese Parameter? Welcher Impuls war ausschlaggebend dafür, dass diese, auf Naturgesetzen basierende und mit den Methoden der Physik messbare Welt Realität werden konnte?

Leider hilft uns die Genesis hier nicht weiter, denn sie beginnt ja nicht mit dem Nichts, sondern mit dem Tohuwabohu. Es ist dunkel, der Geist Gottes schwebt auf dem Wasser. »Und Gott sprach, es werde … Und Gott machte … Und Gott schuf …« In nur sechs (göttlichen) Tagen ist das Werk vollendet.

Zunächst scheint es, als seien hier zwei Kräfte am Werk: der Geist Gottes, der auf dem Wasser schwebt, und Gott selbst, der das Tohuwabohu ordnet und die materielle Welt aus der bereits vorhandenen Ursubstanz erschafft. Was da nacheinander erschaffen wird, lässt sich anhand der Erdgeschichte nachvollziehen: Das Licht durchdringt die Finsternis und scheidet das Helle vom Dunklen (Tag und Nacht, Morgen und Abend). Das »Feste« (die Materie) formt sich, Erde, Meer und Atmosphäre entstehen, Pflanzen wachsen, Sonne, Mond und Sterne »scheiden Tag und Nacht und geben Zeichen, Zeiten, Tage und Jahre«. Tiere bevölkern die Erde. Und schließlich schafft Gott den Menschen »zu seinem Bilde«. Interessanterweise spricht Gott an dieser Stelle (Genesis 1,26) erstmals über sich selbst, und zwar im Plural: »Lasset *uns* Menschen machen …«

Der Geist Gottes, der am Anfang auf dem Wasser schwebt, heißt auf Hebräisch *Ruach*, und das bedeutet »Wind, Geist«, aber auch »vom Geist Bewirktes«. Im Tohuwabohu ist *Ruach* der Wille oder die Absicht Gottes, das vorhandene Chaos zu ordnen und die Welt zu erschaffen. *Ruach* wird aber auch als der Geist Gottes im Menschen verstanden, der sich als Begabung, Charakter und Willenskraft äußern und sein Denken, Fühlen und Tun bestimmen kann. Es heißt übrigens *die* Ruach. Ruach ist also weiblich, genau wie *Shekhinah* (die sichtbare Anwesenheit Gottes im Menschen). Viel später, im hellenistischen Judentum, ist dann die Rede davon, dass die Welt durch die Weisheit *(Sophia)* Gottes geschaffen wurde. Sie, so heißt es, wurde als Erstes aller Dinge von Gott geschaffen und hat dann mit ihm zusammen den Rest der Schöpfung hervorgebracht.

Gottes weibliche Seite, sein weiblicher Aspekt. Das gibt es in unserer monotheistischen Religion natürlich nicht und daher will ich diesen Punkt auch nicht weiter diskutieren. Auch der Heilige Geist – zu dem die *Ruach* später wird – ist nicht unser Thema. Klar scheint mir jedoch, dass es sich bei der Geschichte, die uns zu Beginn der Genesis erzählt wird, nicht um den wirklichen Anfang handeln kann. Hier ist vielmehr die Rede von der ersten Erscheinungsform auf der Ebene der Manifestation. Dies ist Gott als Zweiheit, als der Beginn des Lebens in der Dualität:

»Und Gott schuf den Menschen zu seinem Bilde, zum Bilde Gottes schuf er ihn; und schuf sie als Mann und Weib.« (Genesis 1,27)

Oder ist es die Einheit, die an diesem Punkt zur Zweiheit wird? Viel später wird es Gott als Dreiheit geben, und die Theologen werden viel zu erklären haben.

Die Welt träumen

Es gibt eine andere Schöpfungsgeschichte, die jedoch nicht mit einem aktiv schaffenden Gott beginnt, sondern mit einem ruhenden. Die Szene spielt sich außerdem nicht *am Anfang* ab, sondern in einem Stadium *zwischen* zwei Welten. Die eine Welt ist vergangen, die andere noch nicht erschaffen. »Vergangen« bedeutet: Gott – in dieser Geschichte heißt er Vishnu – hat sie in sich zurückgenommen. Er hat sie eingeatmet. Alles, die ganze Welt der Erscheinungen, ist zurückgekehrt in Vishnu, den Erhalter, der in dieser Szene in dreifacher Gestalt erscheint:

1. als er selbst in menschlicher Gestalt – männlich und weiblich;
2. als Ananda-Shesha, eine riesige, zusammengerollte Schlange, die ihm als Bett dient, und
3. als der kosmische Ozean.

Der kosmische Ozean enthält das gesamte Potenzial für die Neuschöpfung der Welt.

Die Schlange ist die Energie, die Bewegung des Lebens, die Lebenskraft, die Evolutionsspirale, der unendliche Wirbel der Zeitzyklen, der sich permanent aus- und wieder einrollt ... Ihre beiden Namen sagen alles: *Ananda* heißt »unendlich« und spielt darauf an, dass die Energie auch an diesem »ruhenden Pol« zwischen den Welten erhalten bleibt. *Shesha* heißt »Rest«, nämlich das, was beim Vergehen einer Welt übrig bleibt.

Lakshmi, der weibliche Aspekt des Gottes oder seine Shakti (von Sanskrit *shak* = »in der Lage sein«) repräsentiert jene dynamische Kraft, welche die Welt der Erscheinungen hervorbringt. Sie ist vergleichbar mit Maya, von der unten noch die Rede sein wird. Beide – Lakshmi und Ananda-Shesha – schlafen nicht, sondern sind nur relativ inaktiv.

Gott in seiner männlich menschlichen Gestalt schläft und träumt. Wie dieses Bild gedeutet werden könnte, geht aus der *Brijadaranyaka-Upanischad* hervor. Dort ist die Rede von drei Bewusstseinszuständen: einer in dieser Welt, einer in der nächsten, und noch »einen dritten, dazwischen liegenden, der Welt der Träume nicht unähnlichen Bewusstseinszustand, in dem wir beider Welten … gewahr sind«. Das strahlende Selbst, das als reines Gewahrsein im Herzen leuchtet, das nie schläft, sondern immer wach ist, schaut sich bei seinem »eigenen Lichtschein die aus vergangenen Taten und gegenwärtigem Begehren gewobenen Träume an«, wird aber nicht davon tangiert. In diesem Zustand sind die Gegensätze wieder oder noch vereint, und es gibt »weder Vater noch Mutter, weder Welten noch Götter und auch nicht einmal heilige Schriften. … Das Selbst ist jenseits von Gut und Böse, jenseits allen Leids des menschlichen Herzens.« (Vgl. Easwaran, Seite 62–67)

Hier, in diesem Zustand zwischen den Welten, ist noch nichts (wieder) manifestiert, aber diese Keimzelle des Lebens hat ein durch nichts beschränktes Manifestations- und Ausdehnungsvermögen. An diesem Punkt zwischen den Manifestationen haben wir

1. das reine Bewusstsein (beobachtend) im Herzen des schlafenden Gottes,
2. die kosmische Energie, dargestellt als Schlange, und ihr Pendant im Menschen, dargestellt als Shakti (aktiv),
3. das unbegrenzte Meer der Möglichkeiten (inaktiv).

Wir erinnern uns, dass Vishnu die alte Welt eingeatmet hat. Der Ruhezustand, der hier herrscht, ist also sozusagen der Raum *zwischen* zwei göttlichen Atemzügen, den man auch als Raum zwischen dem Tod und einem neuen Leben bezeichnen könnte. Hier werden die »aus vergangenen Taten und gegenwärtigem Begehren« gewobenen Träume im Licht des reinen Bewusstseins betrachtet, und es gibt »weder Welten noch Götter«. Dann atmet Vishnu wieder aus – und aus seinem Nabel, aus seiner Mitte wächst ein Lotos. Wurde Goethe durch ein solches Bild zu den folgenden Versen im *West-östlichen Divan* inspiriert?

»Denn was die Mitte bringt, ist offenbar
das, was zu Ende bleibt und anfangs war.«

Aus dieser Mitte und aus dem, was bis »zu Ende bleibt und anfangs war«, wächst also dieser Lotos, die sich konkretisierende neue Welt. Mit seinen acht Blütenblättern steht er für alle Himmelsrichtungen und damit die kosmische Harmonie. Wenn er voll erblüht ist, steigt Brahma, der Schöpfergott, heraus, um eine neue Welt der Erscheinungen zu gestalten.

Das Wesentliche ist aber auch in diesem hinduistischen Schöpfungs- oder Neuschöpfungsmythos nicht sichtbar. Brahma ist der Schöpfer, Vishnu der Erhalter und Shiva der Zerstörer der manifestierten Welt, aber dahinter gibt es noch etwas, nämlich *Brahman*. Brahman ist das ewige, unvergängliche Absolute, die höchste, nicht-duale Wirklichkeit, die mit Gedanken und Worten nicht erfasst werden kann. Brahman ist ein Zustand reiner Transzendenz.

Brahma und Maya

Brahma, der Schöpfergott aus der Lotosblüte, ist das konkret gewordene Brahman, untrennbar verbunden mit Maya, seiner Shakti.

Maya bedeutet »Täuschung, Illusion« und ist einerseits die Shakti des Schöpfergottes und anderseits die sich ständig verändernde Welt der Erscheinungen, also die Schöpfung selbst. Das gilt ebenso für Brahma: Er ist einerseits der Schöpfergott und andererseits die Schöpfung selbst. Maya verschleiert den Menschen die Sicht, sodass sie nur die vielfältigen Erscheinungen der flüchtigen Welt wahrnehmen, nicht aber die einzige, ungeteilte Wirklichkeit dahinter.

»Maya – das bedeutet, unsere Welt ist eine Illusion«, hört man oft. Aber so stimmt das nicht. Die geschaffene Welt ist, was sie ist. Sie ist bestenfalls ein Abbild jenes göttlichen Traums, der sie letztlich hervorgebracht hat. Und besten- *und* schlimmstenfalls ist sie das, was wir Menschen aus ihr gemacht haben. Denn Maya ist zugleich die Illusion des begrenzten, verblendeten Ichs und steht auch für unsere messende, kategorisierende und urteilende Art, die Welt zu sehen. Wir halten das, was wir durch die Brille unserer Gewohnheiten und unseres konditionierten Verstandes sehen, für das Wirkliche und verwechseln »die Landkarte mit dem Land«, wie Fritjof Capra in *Das Tao der Physik* sagt.

Das heißt im Klartext: Wir müssen der Welt der Erscheinungen, der Maya, keineswegs entsagen oder sie gar für »schlecht« erklären. Es genügt vollkommen, diese Welt immer wieder mit neuen Augen, also mit unschuldigem Blick zu sehen. Dann wird der Schleier der Maya immer durchsichtiger und wir können immer öfter einen kurzen Blick auf das Eigentliche werfen.

Big Bang oder Big Bounce?

Der Urknall ist, wie bereits erwähnt, ein wissenschaftliches Denkmodell, das weitgehend akzeptiert wird. Dieser Theorie zufolge ist unser Universum etwa 14 Milliarden Jahre alt. In einem anderen Modell tritt an die Stelle des *Big Bang* (»großer Knall«) ein *Big Bounce* (»großer Aufprall«), nämlich das Zusammenstürzen eines Kosmos, der vor dem unseren existiert hat und aus dessen wieder expandierenden Resten unser heutiger Kosmos entstanden ist. Mit diesen beiden Szenarien ist das Problem des naturwissenschaftlich nicht erklärbaren Anfangs allerdings keineswegs gelöst, sondern nur unendlich weit in die Vergangenheit verschoben.

Von »Singularität« sprechen Physiker, wenn sie zugeben, dass die Gesetze der klassischen Physik bei bestimmten Erscheinungen nicht zum Tragen kommen oder wie Thomas Görnitz es ausdrückt: »Die Theorie ist so gut, dass sie dort ihre eigene Unanwendbarkeit aufzeigt.« (Görnitz, Seite 34) Das ist beim Urknall ebenso der Fall wie bei den Schwarzen Löchern, von denen neuerdings angenommen wird, die Materie werde keineswegs gänzlich von ihnen verschluckt, sondern es »bliebe etwas übrig, wenn vielleicht auch fast unkenntlich entstellt oder zu einem Kristall komprimiert« (Vaas, Seite 47). Vermutet und mit den Mitteln der theoretischen Physik berechnet haben das Abhay Ashtekar, Professor der Physik an der Pennsylvania State University, und Martin Bojowald, der 2005 am Max-Planck-Institut für Gravitationsphysik in Potsdam forschte.

In Zusammenhang mit den Schwarzen Löchern geht es vor allem um die Frage, was eigentlich mit den physikalischen Informationen der Materie geschieht, die von einem Schwarzen Loch verschluckt wird. Entweder sie werden vernichtet; oder sie bleiben in einem Informationsrest erhalten, gelangen in ein Paralleluniversum und kommen wieder zum Vorschein, wenn das Schwarze Loch verdampft (vgl. Vaas, Seite 49). Für uns ist hierbei interessant, dass es offenbar gewisse Parallelen gibt zwischen der Geschichte von Vishnu, der die Welt einatmet, neu träumt und dann wieder hervorbringt, und den neuesten naturwissenschaftlichen Erkenntnissen. Ähnliches gilt für die Hypothese von der »zum Kristall komprimierten« Restmaterie oder Urmaterie in Beziehung gesetzt mit der Kosmologie der mittelamerikanischen Maya-Kultur. Ihren Vorstellungen nach sind die verschiedenen Schichten der Welt aus einem roten Edelstein entstanden, »der aus den himmlischen Essenzen und den Tropfen der Verwandlung gebraut wurde«. Aus dem Maul dieses Steins zog »der noch namenlose Schöpfer ein Spinnennetz heraus«, nach dessen Muster der Kosmos gewebt wurde (vgl. Rätsch, Seite 14).

Doch das alles ist, wie wir nun schon mehrfach betont haben, gar nicht der Anfang vom Anfang. Versuchen wir es also noch einmal …

Im Anfang

»Im Anfang war das Wort, und das Wort war bei Gott, und Gott war das Wort. Dasselbe war im Anfang bei Gott. Alle Dinge sind durch dasselbe gemacht und ohne dasselbe ist nichts gemacht, was gemacht ist.« (Johannes 1,1)

Das »Wort« im Johannesevangelium ist eine von vielen möglichen Übersetzungen für den griechischen Begriff *Logos* und mit ihm beschreibt Johannes im Prolog seines Evangeliums den *Logos Creator*, nämlich Christus, der bereits bei der Erschaffung der Welt »in Gott« anwesend war.

Eine frühere, vorchristliche Interpretation des Begriffes *Logos* findet sich bei Heraklit von Ephesos (um 520–460 vor Christus). Für Heraklit ist der *Logos* eine verborgene, unwandelbare Ureinheit, eine Gesetzmäßigkeit oder Weltordnung, die hinter dem ständigen Wandel der Erscheinungsformen steht. Weder ein Gott noch ein Mensch habe diese für alle identische Weltordnung erschaffen, sagt Heraklit, »sondern ewig war, ist und wird sie sein«.

Wenn nun der Evangelist Johannes mehr als fünfhundert Jahre später vom Logos spricht, um seinen Glauben an Jesus Christus, den »Sohn« des ewigen Gottes, in Begriffe zu fassen, steht er vor dem Problem, drei Traditionen einbeziehen zu wollen oder zu müssen:

1. Die Vorstellung aus dem Alten Testament, dass Gott die Welt durch sein gesprochenes Wort erschafft.
2. Die Vorstellung des zeitgenössischen Judentums, nach der die Welt durch die Weisheit Gottes *(Sophia)* geschaffen wurde.
3. Die griechischen Vorstellungen über den Logos, wahrscheinlich erstmals von Heraklit formuliert, aber im Laufe der Zeit mehrmals umgedeutet.

Diese wissenschaftlich-theologische Erklärung, die mir freundlicherweise von Dr. theol. Kurt Paesler zur Verfügung gestellt wurde, macht deutlich, dass es sehr schwer ist, über etwas zu sprechen oder zu schreiben, das nicht geschaffen ist und weder mit den Sinnen noch mit dem Denken erfasst werden kann, weil es jenseits von Zeit und Raum liegt.

In der von Jan Ulenbrook übersetzten Version des *Tao Te King* von Laotse, dem legendären chinesischen Meister, der im 6. Jahrhundert vor Christus gelebt haben soll, heißt es in Spruch 25:

»Da ist ein Wesen, das undurchschaubar in sich vollendet,
bevor Himmel und Erde entstehen:
so einsam, so still!
Allein steht es, und das unwandelbar,
kreisend geht es, und das unablässig:
Man kann es ansehen als der Welt Mutter.
…
Dem Menschen ist Gesetz die Erde,
der Erde ist Gesetz der Himmel,
dem Himmel ist Gesetz der rechte Weg (das Tao),
der rechte Weg (das Tao) ist sich selbst Gesetz.«

Eine ganz kurze Geschichte der Physik

Wie in der Einleitung schon angekündigt, beschäftigt sich dieses Kapitel mit Physik, Philosophie und Metaphysik und damit, wie alles zusammenhängt. Müssen Sie das wissen, um heilen zu können? Nein. Aber es kann sehr erhellend sein und dazu beitragen, das eigene Weltbild zu erweitern und anderen Weltbildern gegenüber offener zu werden.

In einem Interview, das unter dem Titel »Max Planck, Einstein und der Dalai Lama« in der Zeitung *Die Welt* erschien, sagte der Experimentalphysiker Anton Zeilinger, er wäre bereit, auch mit dem Papst über seine Experimente zu diskutieren, aber er »würde ihn bitten, sich eine Woche Zeit zu nehmen und nicht nur eine Stunde«.

Klärung der Begriffe

Die *Physik* (altgriechisch *physike theoria* = »Naturforschung«, lateinisch *physica* = »Naturlehre«) ist eine grundlegende Naturwissenschaft mit dem Anspruch, alle Systeme der Natur zu beschreiben. Die physikalischen Modelle werden in der Regel durch Beobachtung des Untersuchungsgegenstandes (Lauf der Gestirne, Wetter, etc.) oder anhand von Experimenten entwickelt und dann mathematisch auf bekannte Grundlagentheorien zurückgeführt. Falls das nicht möglich ist, werden Hypothesen für neue Theorien entwickelt, die dann wiederum experimentell überprüft werden können. Die Theorien der Physik bewähren sich in ihrer Anwendbarkeit auf Systeme der Natur, indem sie bei Kenntnis von Anfangszuständen möglichst genaue Vorhersagen über resultierende Endzustände erlauben. Damit werden die Systeme der Natur sozusagen berechenbar. Die Theorien der neuzeitlichen Physik beruhen ursprünglich alle auf der klassischen Mechanik Newtons, die im 19. Jahrhundert vor allem durch den Elektromagnetismus und die Thermodynamik ergänzt wurde. Im 20. Jahrhundert wurde die klassische Physik um zwei Erkenntnisbereiche erweitert: Relativitätstheorie und Quantenphysik. Während die Relativitätstheorie weitgehend auf denselben methodischen Grundlagen beruht wie die klassische Mechanik, weicht die Quantenphysik deutlich davon ab.

Die *klassische Mechanik* wurde im 16. und 17. Jahrhundert begründet, maßgeblich von Galileo Galilei und Isaac Newton. Die Vorgänge, die sie beschreibt, basieren aufgrund der begrenzten technischen Möglichkeiten zu dieser Zeit meist auf direkter Beobachtung. Es geht in der Regel um das Verhalten mittelgroßer massiver Körper. Raum und Zeit bilden den unbewegten Hintergrund, vor dem die physikalischen Prozesse ablaufen.

Die *Elektrodynamik* wurde im 19. Jahrhundert entwickelt und wird auch als die physikalische Theorie der elektromagnetischen Wechselwirkung bezeichnet. Ihre Gesetze wurden in Form der Maxwell-Gleichungen erstmals vollständig formuliert. Auch elektrodynamische Systeme werden grundsätzlich mit den Methoden der klassischen Mechanik behandelt, aber die Maxwell-Gleichungen beschreiben auch das Verhalten elektromagnetischer Wellen, das teilweise mit den Gesetzen der klassischen Mechanik unvereinbar ist. Dieser Widerspruch konnte erst mit den Theorien der speziellen Relativitätstheorie gelöst werden.

Die *Thermodynamik* entwickelte sich etwa gleichzeitig mit der Elektrodynamik, also auch im 19. Jahrhundert und unterscheidet sich grundlegend von der klassischen Mechanik. Hier steht – sehr vereinfacht ausgedrückt – nicht ein einzelner Körper im Vordergrund, sondern die Dynamik zwischen den kleinsten Bausteinen eines Ensembles. Die Thermodynamik wird auch definiert als »die Lehre von der Energie, ihrer Erscheinungsformen und ihrer Fähigkeit, Arbeit zu verrichten«. Quanten- und Relativitätstheorien lassen sich gut mit dem Formalismus der Thermodynamik vereinbaren.

Die *Relativitätstheorie*, 1905 als spezielle und 1916 als allgemeine Relativitätstheorie von Albert Einstein vorgestellt, geht von einem völlig neuen Verständnis der Phänomene Raum und Zeit aus. Raum und Zeit sind demzufolge keine absoluten Größen mehr, also keine universell gültigen Ordnungsstrukturen wie von Newton postuliert. Vielmehr werden räumliche und zeitliche Abstände von verschiedenen Beobachtern unterschiedlich beurteilt. Raum und Zeit verschmelzen zu einer vierdimensionalen Raumzeit. Die allgemeine Relativitätstheorie führt, darauf aufbauend, die Gravitation auf eine Krümmung dieser Raumzeit zurück, die unter anderem durch die beteiligten Massen verursacht wird. Einsteins revolutionäre Theorie eignet sich vor allem zur Beschreibung von Körpern mit sehr großen Massen und Energien. Es überrascht daher nicht, dass die Kosmologie wieder zu einem großen naturwissenschaftlichen Thema wird.

Quantenphysik, auch *Quantenmechanik*, ist ein Teilgebiet der Physik und beschreibt die Naturgesetze im atomaren und subatomaren Bereich, deren Phänomene mit der klassischen Physik nicht erfasst werden können. Die theoretischen Grundlagen wurden zwischen 1925 und 1935 unter anderen von den Physikern Werner Heisenberg, Erwin Schrödinger, Wolfgang Pauli und Niels Bohr gelegt. Heute ist die Quantenmechanik der Teilbereich der Physik mit der größten wirtschaftlichen Bedeutung. Zu ihren Anwendungsgebieten gehören beispielsweise die Atomphysik, die Molekularphysik, die Quantenchemie und die Festkörperphysik. Computer, Handys, Laser, Solarzellen, Kernspintomografiegeräte, Elektronenmikroskope und viele weitere Geräte, die aus dem heutigen Leben nicht mehr wegzudenken sind, basieren auf der Quantenmechanik.

Metaphysik (lateinisch *metaphysica*, von altgriechisch *meta* = »dahinter, jenseits« und *physis* = »Natur, natürliche Beschaffenheit«) ist eine Grunddisziplin der Philosophie, die sich mit den »ultimativen Fragen« beschäftigt wie: Was macht das Wesen des Menschen aus? Gibt es »das Geistige« überhaupt? Gibt es etwas, das in der wechselhaften Welt der Erscheinungen immer gleich bleibt?

Modelle der Wirklichkeit

Wie »funktioniert« die Welt? Das ist die grundsätzliche Frage sowohl der Physik als auch der Metaphysik und wir können davon ausgehen, dass diese Frage schon seit Urzeiten auf der ganzen Welt gestellt und keineswegs immer gleich beantwortet wurde.

Wenn wir den griechischen Begriff *Physike theoria* lesen, denken wir vielleicht spontan an »graue Theorie« und drögen Physikunterricht. Aber das griechische Wort »Theorie« hatte eine andere Bedeutung, nämlich »Schaulust« im Sinne von »Wissbegier« und bei Platon sogar »geistiger Schau« (siehe unten). In den theoretischen Disputen der frühantiken Naturphilosophen spielte bereits erworbenes Wissen keine Rolle. Viel wichtiger war es, Fragen zu stellen und die Welt mit einem staunenden, unvoreingenommenen Blick, dem *Thaumazein* (»Verwunderung«), zu betrachten. Diese absolute Unvoreingenommenheit bezog sich nicht nur auf die Beobachtung der Naturphänomene selbst, sondern auch auf Erkenntnisse, die andere Kulturen darüber gewonnen hatten. Vieles, was wir »den alten Griechen« zuschreiben, ist in Wirklichkeit wesentlich älter und stammt ursprünglich aus Ägypten, von den Babyloniern, aus Persien und möglicherweise sogar aus Indien und China, von wo es über Umwege nach Griechenland gelangte.

Milet, an der ionischen Küste gelegen, war ein wichtiger Umschlagplatz für Waren aus der ganzen damals bekannten Welt, eine wohlhabende Stadt – und die Wiege und erste Schule für wissenschaftliche Philosophie. Hier wurde schon früh die Frage nach der Ursubstanz der Materie gestellt: Woraus sind alle Dinge gemacht? *Thales von Milet*s (ca. 624–546 vor Christus) Antwort soll gelautet haben, alle Dinge seien aus Wasser entstanden. Diese Aussage beruht vermutlich auf der Beobachtung, dass Wasser in der Hitze der Sonne verdunstet, zu Nebel wird, in einer Wolke kondensiert und später als Regen wiederkehrt, der in die Erde sickert, nach einer Zeit als Quelle wieder zutage tritt, zum Fluss wird und dann zum Meer, und so weiter. Die Erde sei demnach eine Art konzentriertes Wasser, schloss Thales – ein Element in verschiedenen Aggregatzuständen. Sein Fazit: Alles ist eins.

»Wieso ausgerechnet Wasser?«, fragte der ebenfalls aus Milet stammende *Anaximander* (ca. 610–547 vor Christus). Er war Erfinder und als praktischer Mensch der Ansicht, die Ursubstanz könne nicht aus einem einzigen Element bestehen. Wie wäre es sonst möglich, dass die vielen Formen der Materie ununterbrochen gegeneinander kämpften? Woher kommen diese Gegensätze, wenn angeblich alles eins ist? Anaximander hielt das stofflich unbestimmte *Ápeiron*, das »Unbegrenzte« beziehungsweise »Unermessliche«, für den Ursprung allen Seins. Das *Ápeiron* sei in der Lage, sich nach allen Seiten unbegrenzt auszudehnen und auf diese Weise entwickle sich die Welt und irgendwann kehre sie wieder ins *Ápeiron* zurück. Aus diesem Unbegrenzten, Ewigen, so Anaximander, hätten sich Feuer und Wasser abgesondert und aus dem Kampf zwischen Hitze/Trockenheit und Kälte/Nässe sei alles entstanden. Er war übrigens auch der Ansicht, unsere Welt sei von unzähligen anderen Welten umgeben, also Teil einer Galaxie – was sie ja auch ist.

Anaximenes (ca. 585–526 vor Christus), der dritte Naturphilosoph aus Milet, hielt die Luft für den unbegrenzten, ewigen Urstoff und alles gehe aus der Verdichtung oder Verdünnung von Luft hervor.

Die Überlegungen dieser drei Denker aus Milet drehen sich um die Materie, um den einen konkreten Stoff, aus dem die ganze Welt gemacht sein soll.

»Das kann nicht alles sein«, meinte *Heraklit von Ephesos* (ca. 520–460 vor Christus). Er warf den meisten seiner Zeitgenossen eine oberflächliche Realitätswahrnehmung vor und postulierte »eine für alle identische Weltordnung«, nicht erschaffen, sondern schon ewig existent. Der »Sinn« liegt hinter dem, was an der Oberfläche sichtbar ist. Ihn gilt es zu erkennen. Doch »obwohl der Sinn gemeinsam ist, leben die Vielen, als hätten sie eine eigene Einsicht«.

Diese harsche Kritik hielt »die Vielen« oder auch nur wenige unter »den Vielen« keineswegs davon ab, sich auch weiterhin Gedanken um die Zusammensetzung der Materie zu machen. Einer der wichtigsten Vertreter des atomistischen Materialismus war *Demokrit von Abdera* (460–371 vor Christus). Als Sohn reicher Eltern hatte er den größten Teil seines Vermögens dafür verwendet, ausgedehnte Reisen zu unternehmen. Er sagte von sich selbst, er habe von allen Menschen seiner Zeit die meisten Länder durchirrt und die meisten wohlunterrichteten Männer unter den Lebenden gehört. In seiner konsequent materialistischen Denkweise kann sich Demokrit durchaus mit den Materialisten späterer Jahrhunderte messen. Er war der Ansicht, die gesamte Natur sei aus kleinsten, unteilbaren Einheiten, den Atomen, zusammengesetzt.

Nicht nur die unbelebte Materie besteht Demokrit zufolge aus Atomen, sondern auch alle Lebewesen und sogar die Seele. Wenn ein Mensch stirbt, streuen sich die Seelenatome selbst aus und können sich einer neuen Seele anschließen, die sich gerade bildet. Demokrit führt das Werden der Dinge auf die unteilbaren Elemente der Materie zurück. Ein gestaltendes geistiges Prinzip gibt es für ihn nicht.

Im Mittelpunkt der Philosophie *Platons* (428/427–348/347 vor Christus) steht die Idee, die sich allerdings von dem unterscheidet, was wir heute unter Idee verstehen: Sie ist kein Geistesblitz und auch kein Gedanke, sondern vielmehr das »Urbild« jener Dinge, die wir mit unseren fünf Sinnen wahrnehmen können. Zur Idee gelangt, wer seine Aufmerksamkeit auf das den Einzeldingen Gemeinsame richtet, sozusagen auf den Inbegriff der Einzeldinge. Die Ideen werden bei Platon in einer Art geistiger Schau *(theoria)* erkannt.

Die Seele ist bei Platon gänzlich unabhängig vom Körper. Sie existiert vor dessen Entstehung und besteht nach seiner Zerstörung unversehrt fort. Der menschliche Leib ist der unsterblichen, unzerstörbaren Seele untergeordnet. Sie bewohnt ihn und er ist zugleich ihr Gefängnis, ja sogar ihr Grab, wie Platon sagt.

Das hinter der Physik

Der Begriff »Metaphysik« (*ta meta ta physika* – »das hinter der Physik«) geht vermutlich auf einen Schüler des Aristoteles zurück, der im 1. Jahrhundert vor Christus unterschiedliche Werke seines Lehrers in vierzehn Büchern zusammenfasste. Die meisten dieser Bücher beschäftigen sich mit dem, was Aristoteles selbst als die »Philosophie als Wissenschaft vom Seienden« (Physik, Naturkunde, etc.) bezeichnete. Hierin spielt die Substanz *(ousia)*, bestehend aus Materie und Form, eine herausragende Rolle. In Buch XII werden drei Arten von Substanz unterschieden:

- sinnlich wahrnehmbare und vergängliche Substanz = konkrete Dinge
- sinnlich wahrnehmbare und ewige Substanz = Himmelskörper
- nicht sinnlich wahrnehmbare und ewige Substanz = der unbewegte Beweger

Die intensive Beschäftigung mit den Prinzipien der wahrnehmbaren Substanzen (Physik) war für Aristoteles und viele seiner Nachfolger ein erster und wichtiger Schritt zum Verstehen der dahinter liegenden Prinzipien (Metaphysik). Daraus entwickelte sich eine Lehre, die als natürliche Theologie bekannt wurde. Die natürliche Theologie geht davon aus, dass man die Existenz Gottes »beweisen« kann, indem man die Schöpfung betrachtet und mit wissenschaftlichen Methoden gedanklich durchdringt. Auf diese Weise kommt man zu Modellen der Wirklichkeit, in denen Gott beziehungsweise das Göttliche seinen Platz hat, allerdings weniger als Geistwesen, das sich der menschlichen Erkenntnis letztlich entzieht, denn als eine Art übergeordnetes physikalisches Prinzip.

Im Mittelalter galt die Metaphysik als »Königin der Wissenschaften« und hatte vor allem die Aufgabe, die antiken Überlieferungen mit den kanonisierten Lehren des Christentums in Einklang zu bringen, wobei es letztlich darum ging, »die Irrtümer der Heiden zu widerlegen«.

Thomas von Aquin (1225–1274), von dem dieses Zitat stammt, war der bekannteste und vermutlich auch einflussreichste Philosoph des Mittelalters. Er versuchte mit seinen »fünf Wegen« *(quinque viae)* das Dasein Gottes *a posteriori*, also »aus der Erfahrung« zu beweisen. Doch weil so nur »bewiesen« werden konnte, *dass* Gott *ist*, entwickelte Thomas von Aquin zusätzlich eine Gotteslehre mit dem bemerkenswerten Titel *Summa contra Gentiles* (»Die Summe gegen die Heiden«), in welcher »den Heiden« durch Herausheben, Analogie und Verneinung (negative Theologie) klar gemacht werden sollte, *wie* und *was* Gott *nicht* ist (nämlich das, woran sie, die Heiden, glaubten). Fazit dieser Lehre ist, dass der »wahre Gott« eben doch nicht durch Erfahrung, sondern nur durch Offenbarung zu finden ist, was bei ernsthaften Suchern zu einiger Verwirrung geführt haben dürfte, denn »irgendwie, so scheint es, wird Glaube *vor* der Verfolgung rationaler Erkenntnisse verlangt. Man muss glauben, bevor man logisch denken kann.« (Russell, Seite 210)

Die mittelalterliche Metaphysik betonte die Unterschiede zwischen Diesseits und Jenseits, sinnlicher Wahrnehmung und rationalem beziehungsweise vernünftigem Erkennen, Immanenz und Transzendenz. Auch die mittelalterliche Kosmologie mit ihrem geozentrischen Weltbild lebt von der Trennung: hier die Erde im Zentrum, darum herum die Planeten, die Sphären der Engel und Erzengel und ganz weit draußen Gott, der »unbewegte Beweger«, der »oberste Ordner«, der all das steuert.

Die große Frage nicht nur der mittelalterlichen, sondern der gesamten Metaphysik war, wie es dem menschlichen Intellekt, der Vernunft überhaupt möglich sein kann, Anteil an den ewigen göttlichen Wahrheiten zu haben.

Gar nicht, sagten einige, beispielsweise der gelehrte Franziskaner *Wilhelm von Ockham* (1285–1347), die Existenz Gottes kann durch keinen logischen Beweis begründet werden. Gott kann mit den Werkzeugen der Vernunft nicht erkannt werden (vgl. Russell, Seite 220). Ockham wurde der Häresie beschuldigt und kam vor ein Inquisitionsgericht.

Gleichzeitig fanden Mystiker wie *Meister Eckhart* (ca. 1260–1327) ihre eigene Antwort auf diese Frage: »Der erkennt Gott recht, der ihn in *allen* Dingen gleichermaßen erkennt.« In der *unio mystica* sind Mensch und Gott eins. Meister Eckhart starb während eines Inquisitionsprozesses, der zu einer bis heute gültigen Verurteilung seiner Lehren führte.

Nikolaus von Kues, auch *Nikolaus Cusanus* (1401–1464; ab 1448 Kardinal und ab 1450 päpstlicher Gesandter), spielte in der Übergangszeit zwischen Spätmittelalter und Neuzeit eine wichtige Rolle sowohl in den Auseinandersetzungen um die Kirchenreform als auch als Humanist und Wissenschaftler. Der Einfluss Meister

Eckharts ist in seinen Werken deutlich erkennbar und er zitiert ihn oft, wenn auch häufig ohne Namensnennung, vermutlich, weil er nicht mit einem offiziell verurteilten Häretiker in Verbindung gebracht werden wollte.

In unserem Zusammenhang sind vor allem zwei Gedanken des Cusanus interessant:

1. Das Erreichen der »einfachen Einheit« (Koinzidenztheorie)

Nikolaus von Kues meint, alle geistige Anstrengung müsse sich darauf richten, die »einfache Einheit« zu erreichen, in der sämtliche Gegensätze zusammenfallen *(coincidentia oppositorum)*. Das ist der schöpferische Urgrund des Werdens, der zugleich Ausgangspunkt und Bestimmung alles Werdens ist. Dieses Eine ist für Nikolaus nur dadurch unendlich, dass es gleichzeitig das Viele ist. Gott ist Einfaltung *(complicatio)* der Welt, die Welt Ausfaltung *(explicatio)* Gottes. Mathematisch ausgedrückt – und Cusanus drückte sich in mathematischen Analogien aus – handelt es sich um ein absolutes Maximum, das zugleich das absolute Minimum ist, also sozusagen um die Identität von Makrokosmos und Mikrokosmos. Dieses Maximum besteht also nicht neben anderen Substanzen, sondern ist die eine Substanz, aus der die Unterschiedlichkeit aller Einzeldinge hervorgeht. Es ist eine Einheit, die in allem erscheint und alles umfasst, doch da die Menschen in ihrem vom Widerspruchsprinzip beherrschten Denken gefangen sind, erkennen sie diese Einheit nicht. Sie halten die Wahrheit für unerreichbar, weil sie sich selbst als außerhalb der Wahrheit empfinden und glauben, in etwas anderem danach suchen zu müssen. Dabei gibt es »das Andere« gar nicht. Wahrheit ist das Nicht-Andere *(non-aliud)*, weil jedes Einzelne in sich die gesamte Wirklichkeit enthält, mit der es ungeachtet seiner individuellen Eigenständigkeit verbunden ist.

2. Mensch und Universum

Das Universum, so Nikolaus von Kues, sei nicht unendlich im Sinne von »allumfassend«. Die Erde sei nicht der Mittelpunkt der Welt, und es sei offenkundig, dass sie sich bewege. Ihre Form sei nur annähernd die einer Kugel, und die Bahnen der Himmelskörper seien keine genauen Kreisbahnen. Kein geozentrisches Weltbild also, aber auch kein heliozentrisches, denn für Cusanus hat die Welt weder einen Mittelpunkt noch einen Umfang. In einer solchen Welt könne es keine absolute Bewegung geben, sagt er, weil es kein ruhendes Bezugssystem gebe. Weiterhin ist er der Ansicht, nichts in der Natur befinde sich in vollkommener Ruhe, sondern alles sei ständig in Bewegung, da Gegensätze nie in reiner Form vorkämen. Es sind relative Gegensätze auf der Suche nach der »einfachen Einheit« (siehe oben). Auch Einheit und Vielheit sind ein sich wechselseitig durchdringendes Gegensatzpaar. Daher ist in jedem Einzelding auch die gesamte Wirklichkeit gegeben.

Erkenntnisse über materielle Substanzen und letztlich über das Verborgene in der Natur sind durch Vergleiche zu gewinnen, also durch die Erfassung der Unterschiede zwischen scheinbaren Gegensätzen. Das kann im medizinischen Bereich beispielsweise dadurch geschehen, dass man den Unterschied zwischen einem beschwerdefreien und einem schmerzenden Zustand misst und dann versucht, die »einfache Einheit« zu erreichen. Cusanus beschränkt sich aber nicht auf die »Technik«, sondern betont, dass die erkennbaren Dinge um der erkennenden Seele willen da seien. Die Welt, so sagt er, sei so, wie sie ist, damit sie vom Menschen erkannt werde. Der messende Mensch, der allem Geschaffenen ein Maß setzt, ist selbst das Maß aller Dinge.

Diese Ideen erscheinen heute, vor allem vor dem Hintergrund der Quantentheorie betrachtet, hochmodern und man wundert sich, dass sie unter seinen Zeitgenossen nicht viel mehr und noch viel schärfere Kontroversen ausgelöst haben. Es gab natürlich einige Kritiker auf der einen und ein gewisses Interesse auf der anderen Seite, aber in der Frühen Neuzeit wurden die Ideen des Cusanus nicht wirklich intensiv und umfassend angenommen. Einige davon fanden bei den italienischen Humanisten Anklang, besonders bei Giordano Bruno.

Die Inquisition als Hüter der rechten Physik

Ketzer, Häretiker, Hexen, Magier – die »heilige Inquisition« sorgte von Anfang des 13. Jahrhunderts bis Ende des 18. Jahrhunderts dafür, dass viele, die durch besondere Fähigkeiten und/oder unorthodoxe Ideen von sich reden machten, verdächtigt, unter Druck gesetzt, verfolgt, verbannt und im schlimmsten Fall gefoltert und getötet wurden. Das war umso schrecklicher, als es sich bei diesen »Ketzern« in den meisten Fällen um Gläubige handelte, die der Kirche nicht nur nahestanden, sondern oft kirchliche Ämter innehatten oder Ordensmitglieder waren. Wenige Beispiele mögen dies verdeutlichen:

Giordano Bruno (1548–1600), Priester, Dichter und Philosoph. Er starb auf dem Scheiterhaufen der Inquisition, »weil er behauptet hatte, der einzige Unterschied zwischen der Sonne und den Sternen sei der, dass die Sterne ungeheuer weit weg seien« (vgl. Chown, Seite 62).

Galileo Galilei (1564–1642) wurde in einem Kloster erzogen und wollte in den Benediktinerorden eintreten, aber sein Vater schickte ihn zum Medizinstudium nach Pisa. Mathematik, Physik, Astronomie und Philosophie, die Disziplinen, in denen er forschte und für seine Ergebnisse berühmt wurde, studierte er erst später. Er wurde 1633 von der Inquisition zu lebenslangem Hausarrest verurteilt, weil er das Weltbild des Nikolaus Kopernikus verteidigt hatte. Erst 1992 rehabilitierte Papst Johannes Paul II ihn formal: 350 Jahre nach seinem Tod.

Friedrich Johannes Kepler (1571–1630), Naturphilosoph, Mathematiker, Astronom, Optiker und evangelischer Theologe. Seine Mutter, Katharina Kepler, wurde 1615 in einem der bekanntesten württembergischen Hexenprozesse angeklagt. Im Oktober 1621 konnte ihr Sohn ihre Freilassung durchsetzen.

1600, 1615, 1633 – da war die Neuzeit bereits angebrochen. Die Neue Welt war schon 1492 entdeckt worden. Bereits 1517 hatte Luther mit seinen 95 Thesen gegen den Ablasshandel die Spaltung der Kirche eingeleitet. Schon 1543 hatte der Domherr *Nikolaus Kopernikus* (1473–1543) der Öffentlichkeit sein Buch vorgestellt, in dem er erklärte, nicht die Erde, sondern die Sonne sei der Mittelpunkt des Universums. Auch die unerhörten Ideen des Nikolaus Cusanus waren bereits verbreitet worden. Doch immer noch wurden Menschen verurteilt, eingesperrt und getötet, weil sie Dinge taten und Meinungen vertraten, die nicht mit den Dogmen der Kirche übereinstimmten. Daraus kann man nur eines schließen: Je schwächer die Stellung ist, die man aufrechterhalten will, desto wilder fallen die Urteile aus, welche die Diener des Bestehenden über jene fällen, die es wagen, anderer Meinung zu sein. Daran hat sich leider bis heute nichts geändert.

Ich denke, also bin ich

Mit diesem berühmten Satz holt der Mathematiker und Philosoph René Descartes (1596–1650) die Metaphysik in den Menschen (in das Subjekt) und gründet sie allein auf dessen Bewusstsein. Wenn ich alles anzweifle und weder meinen Augen noch all den anderen Sinnen traue, was bleibt dann übrig? Das Denken? Nein, auch dem Denken kann man nicht trauen. Denn wo kommen die Gedanken her? Sind das überhaupt meine Gedanken, meine eigenen Schlüsse? Oder hat mir die irgendjemand eingegeben? Was bleibt übrig, wenn ich an allem zweifle? Ich, der zweifelt. Mein Zweifel. Mein Denken. Ich denke, also bin ich.

Das Problem an diesen Überlegungen ist, dass das Denken sozusagen für sich allein steht, unabhängig vom Körper und auch unabhängig vom Sein. Bei Descartes sind Denken und Materie zwei verschiedene Substanzen, etwa wie ein Computer (Hardware) und die dazugehörigen Programme (Software). Und natürlich gibt es bessere und schlechtere Programme, beziehungsweise bessere und schlechtere Arten zu denken. Descartes war Mathematiker. Daher lauten seine vier Grundregeln des philosophischen Denkens:

1. Nichts für wahr halten, was nicht so klar und deutlich erkannt ist, dass es nicht bezweifelt werden kann.
2. Schwierige Probleme in Teilschritten erledigen.
3. Vom Einfachen zum Schwierigen gehen.
4. Stets prüfen, ob bei der Untersuchung Vollständigkeit erreicht ist.

Erstaunlicherweise spielt bei diesem zweifelnden Meister des Zerlegens und Analysierens auch die Intuition eine Rolle. Über sie sagt Descartes, sie führe einem manche Dinge so klar und deutlich vor Augen, dass sie einfach nicht bezweifelt werden können.

Übrigens, sollten Sie sich an dieser oder einer anderen Stelle in diesen einleitenden Kapiteln die Frage gestellt haben, was die »normale« Physik, die einem in der Schule beigebracht wird, eigentlich mit Biologie oder Medizin zu tun hat, hätte Descartes eine Antwort für Sie gehabt. Er reduzierte den menschlichen Organismus auf seine Mechanik und betrachtete ihn als eine Art physiologisches Modell. Damit wurde er zum Begründer der neuzeitlichen Iatrophysik (*iatros* = griechisch für »Arzt«), einer medizinischen Lehre, nach der krankhafte Veränderungen im Organismus durch Störungen in der Mechanik hervorgerufen werden. Herzprobleme gehen demnach auf Störungen in der Hydrodynamik des Blutkreislaufs zurück. In den Gliedmaßen wirken die Hebelgesetze. Die Muskeln funktionieren wie Stahlfedern, die Hohlräume im Gehirn sind Vorratsspeicher für Informationen, und ganz oben sitzt ein kleiner Mann, der das alles steuert: die Zirbeldrüse.

Und Gott? Der, sagt Descartes, sei in unseren Gedanken, und zwar in Form von angeborenen Ideen *(ideae innatae)*, die von so großer Klarheit seien, dass der Mensch sich ihnen nicht entziehen könne.

Wie oben, so unten

Sir Isaac Newton (1643–1727) gilt als einer der größten Wissenschaftler aller Zeiten. Er war Physiker, Mathematiker, Astronom, Alchemist und studierte später zusätzlich Alte Geschichte, Theologie und Mystik. Albert Einstein sagte über Newton: »Die Natur war für ihn ein aufgeschlagenes Buch, dessen Sprache er mühelos verstand.« Von dem Wirtschaftswissenschaftler John M. Kaynes, der Newtons alchemistische Schriften sammelte, stammt die Aussage, Newton sei weniger der erste Rationalist gewesen als »der Letzte der Magier«.

Newton war der Erste, der Bewegungsgesetze formulierte, die sowohl auf der Erde als auch am Himmel gültig sind, und widersprach damit der traditionellen Lehre des Aristoteles, welche davon ausging, dass die Verhältnisse im Himmel grundlegend anders seien als auf der Erde. Wie war er darauf gekommen? Generationen von Wissenschaftlern nahmen an, auch dies habe Newton – ganz im Sinne seines Lieblingssatzes *Hypotheses non fingo* (»Ich stelle keine Hypothesen auf«) – nur durch Experimente bewiesen und entsprechend rational begründet, aber möglicherweise kam die Anregung dazu von einem mittlerweile sehr bekannten Konzept der hermetischen Tradition, mit der sich Newton in den Jahren 1665 und 1666 eingehend beschäftigt hatte: Wie oben, so unten. Wie am Himmel, so auf der Erde. Die Rede ist hier von der universellen Wirkung der Gravitation. Unter Gravitation versteht man die Anziehung, die eine Masse auf alles ausübt, was materiell ist. Gegenstände fallen zu Boden, weil sie von der Erde angezogen werden und umgekehrt. Die Planeten bewegen sich in festgelegten Bahnen um die Sonne, weil dazwischen ein Gravitationsfeld wirksam ist. Gemäß der newtonschen Gravitationstheorie erzeugt jede (schwere) Masse ein Gravitationsfeld. Später sollte sich herausstellen, dass auch jede andere Energieform solche Felder bilden kann.

Zeit und Raum bei Newton

Unsere alltägliche und als selbstverständlich angenommene Vorstellung von Raum und Zeit geht auf Newton zurück und dominierte mehr als zweihundert Jahre lang die gesamte westliche Philosophie und Naturwissenschaft. Bis zur Formulierung der speziellen Relativitätstheorie im Jahr 1905 war die »absolute Zeit« eine feste Größe in der Physik. In den *Mathematischen Prinzipien der Naturlehre* von 1687 hatte Newton gesagt, die absolute, wahre und mathematische Zeit verfließe »an sich und vermöge ihrer Natur gleichförmig und ohne Beziehung auf irgendeinen äußeren Gegenstand«.

Das *Sensorium Gottes*, so Newton, sei zu allen Zeiten und an allen Orten gleich wirksam, doch die absolute Zeit und der absolute Raum seien als direkte Prädikate Gottes für den Menschen nicht sinnlich wahrnehmbar. Außerdem sei die Zeit so feststehend, dass sie von Anbeginn an geplant gewesen sein müsse und demnach auf einen Schöpfer hinweise. Die Zukunft, die Gegenwart und die Vergangenheit stünden also von vornherein fest. Dieses Weltbild bezeichnet man als deterministisch.

Newtons Raum ist ein unendlicher, leerer und unbeweglicher Behälter, in dem sich die Körper bewegen. Er hat keine physikalischen, sondern nur geometrische Eigenschaften. Im Gegensatz dazu ist der Raum bei Descartes mehr oder weniger identisch mit der sich ausdehnenden Materie und besteht aus kleinsten Partikeln, die Descartes »Korpuskel« nennt.

Garantiert metaphysikfrei

Es gab neben Newtons Vorstellungen von Raum und Zeit noch Theorien einiger anderer Wissenschaftler, aber seine besaßen die größte Wirkung, vielleicht auch deshalb, weil sich nach Newton kaum noch ein Physiker Gedanken über die Zeit, den Raum und den Kosmos machte. Man hatte so viel mit den schier unbegrenzten technischen Möglichkeiten und Herausforderungen zu tun, die sich durch die Industrialisierung auf der Erde ergaben. Ab Mitte des 19. Jahrhunderts ist sogar vom »Zusammenbruch der metaphysischen Systeme« die Rede. Von nun an geht es mehr um die Beherrschung und Berechnung der Wirklichkeit als um die Frage nach ihrem Sinn. Die Metaphysik, erklärt der Begründer des Positivismus Auguste Comte (1798–1857), sei nicht mehr zeitgemäß, stelle »vorwissenschaftliche Fragen« und verfälsche die Wirklichkeit, indem sie als Theorien ausgebe, was tatsächlich nur Gefühle seien. Die Forderung nach einer »metaphysikfreien Wissenschaft« wird erhoben – und, wie es scheint, auch erfüllt. Die Physik wird fortan weniger mit Theologie als mit Technologie in Verbindung gebracht. Geist und Bewusstsein haben in der Vorstellung der meisten Menschen heute nichts mit Physik und anderen Naturwissenschaften zu tun. Warum auch? Schließlich unterscheiden wir schon an der Universität zwischen Natur- und Geisteswissenschaften.

Die Welt der Quanten

> »Es gibt keine Materie an sich. Alle Materie entsteht und besteht nur durch eine Kraft, welche die Atomteilchen in Schwingung bringt und sie zum winzigsten Sonnensystem des Alls zusammenhält. Da es im ganzen Weltall aber weder eine intelligente Kraft noch eine ewige Kraft gibt – es ist der Menschheit nicht gelungen, das heiß ersehnte Perpetuum mobile zu erfinden – müssen wir *hinter* dieser Kraft einen bewussten, intelligenten Geist annehmen. Dieser Geist ist der Urgrund aller Materie.«
>
> MAX PLANCK, Florenz 1944

In der klassischen Physik geht man davon aus, dass unsere ganze Welt in Einzelteile zerlegt werden kann. Die Suche nach den kleinsten Teilen der Materie begann, wie im letzten Kapitel skizziert, bereits in der Antike. Erst zu Beginn des 20. Jahrhunderts konnte man mit der Entwicklung von Modellen und experimentellen Untersuchungen belegen, dass alle Objekte aus Atomen bestehen, und die Physiker glaubten, damit den krönenden Abschluss gefunden zu haben. Doch bald stellte sich heraus, dass Atome keineswegs die kleinsten Teile der Materie sind, sondern gespalten werden können. Und in jedem Atom befindet sich, wie Max Planck sagte, »das winzigste Sonnensystem des Alls«. In diesem subatomaren Mikrokosmos gelten ganz andere Regeln als in unserer Alltagswelt, und mit ihnen beschäftigt sich die Quantenphysik. Sie informiert uns über nicht weniger als das, »was die Welt im Innersten zusammenhält« (Goethe, *Faust I*).

Quantisierung – Was ist das?

Mit dem Begriff *Quantisierung* wird in der Physik der Übergang von einer klassisch physikalischen zu einer quantenphysikalischen Beschreibung bezeichnet. Dabei geht es vor allem darum, die aktuellen Zustände eines Systems in Beziehung zu beliebig vielen Zuständen zu setzen und damit erst einen Bezugsrahmen für eine genauere Beschreibung zu schaffen. Im Grunde bekommt man nur durch den Vergleich mit möglichst vielen anderen Zuständen eine annähernd korrekte Beschreibung eines Einzelzustands und damit gleichzeitig eine möglichst genaue Beschreibung des Ganzen.

Stellen Sie sich vor, Sie stehen in einer ungeordneten Menge von Leuten auf einem großen Platz, den man von einem hohen Gebäude aus vollständig im Blick hat. Dort oben steht ein Bekannter von Ihnen mit einer Kamera. Er will eine Momentaufnahme von Ihnen in der Menge machen. Sie haben nun die Aufgabe, ihm über Handy Ihre aktuelle Position in der Menge möglichst genau zu beschreiben, damit er Sie findet und das Foto machen kann. Sie könnten zum Beispiel sagen: »Ich stehe etwa zehn Meter vom Reiterstandbild entfernt, und zwar rechts davon, wenn man das Pferd genau von hinten betrachtet. Links neben mir – von mir aus betrachtet – steht ein Mann mit einer roten Jacke. Vor mir, und zwar mit dem Rücken zu mir, steht eine Frau mit schwarzen Haaren in einer weißen Bluse …« Diese Beschreibung wird umso genauer, je mehr markante Elemente aus der Umgebung einbezogen und beschrieben werden. Klar ist natürlich, dass dies eine relative Beschreibung ist. Ich beschreibe die ganze Umgebung in Beziehung zu mir und werde sozusagen erst dadurch »Realität« (jedenfalls für den Betrachter). Außerdem kann sich das Bild/der Zustand jederzeit verändern, wenn sich einzelne Bezugspunkte ändern. Die Frau in der weißen Bluse könnte zum Beispiel woanders hingehen oder sich umdrehen. Und schließlich ist die Be-

schreibung nicht in dem Sinne objektiv, dass sie für alle Ewigkeit gilt, denn alle Bezugspunkte können sich jederzeit ändern. Dafür ist sie in genau diesem Moment exakter als alles, was »objektiv« oder modellhaft über einen solchen Zustand gesagt werden könnte.

Der Beobachter und der Zufall

Die klassische Physik basiert auf der Annahme, dass einem physikalischen Objekt Eigenschaften zugeordnet werden können, die es entweder *hat* oder *nicht hat*. Das bezeichnet man als Wert-Definiertheit. Auf der Grundlage dieser Wert-Definiertheit kann man mithilfe physikalischer Formeln etwas Allgemeingültiges über die Realität aussagen. Die Quantenmechanik verabschiedet sich von der Annahme einer Wert-Definiertheit und geht davon aus, dass ein Quantenobjekt keine Eigenschaften *hat*, sondern dass diese Eigenschaften erst im Kontext einer Messung *entstehen*, wobei der Beobachter eine wesentliche Rolle spielt.

Während der Zustand eines Teilchens in der klassischen Mechanik eindeutig bestimmt ist, etwa durch seinen Ort und seine Geschwindigkeit, ist in der Quantenmechanik nicht mehr vorhersagbar, an welchem Ort und mit welcher Geschwindigkeit ein Teilchen nachgewiesen werden kann. Daher werden die *Observablen*, also die beobachtbaren Eigenschaften eines quantenmechanischen Systems, von den Zuständen getrennt behandelt. Mögliche Messergebnisse, die sich aus der Beobachtung ergeben, werden als »Eigenwerte« bezeichnet. Zu jedem dieser Eigenwerte gibt es bestimmte Zustände, die bei einer Messung immer diesen Eigenwert als Messwert liefern und als »Eigenzustände« bezeichnet werden. Quantenmechanische Zustände setzen sich also aus Eigenzuständen zusammen und unterscheiden sich durch deren relative Anteile.

Interessant wird es, wenn zwei Observable unterschiedliche Eigenzustände haben, beispielsweise Ort und Impuls. Dann ist das System nach Messung der Observablen A (Ort) im Eigenzustand A, der noch nicht einmal teilweise mit dem Eigenzustand der Observablen B (Impuls) übereinstimmt. Das Ergebnis einer anschließenden Messung von B ist daher nicht vorhersehbar und hängt auch nicht mehr vom Anfangszustand ab. Das Zustandekommen eines solchen Ergebnisses wird als *objektiver Zufall* bezeichnet.

»Der Alte (Gott) würfelt nicht«, sagte Albert Einstein und verfolgte bis zu seinem Lebensende im Jahre 1955 das (bis heute nicht erreichte) Ziel, die Quantenmechanik zu »vervollständigen«, um dem Zufall auf die Spur zu kommen und den Messergebnissen Gewissheit statt nur Wahrscheinlichkeit zu geben.

Es gibt keinen Zufall, sagte auch David Bohm (1917–1992). Ihm zufolge sorgen verborgene Variablen dafür, dass die Ergebnisse einer Messung nur scheinbar »zufällig« so ausfallen, wie sie ausfallen. Bohms Erklärung für die Probleme, welche die Quantentheorie aufwirft, ist ein neues Weltbild, das er 1980 in seinem Buch *Wholeness And The Implicate Order (Die implizite Ordnung)* vorstellte. Darin legt er dar, dass uns unsere »zergliederte« Sicht der Dinge den Blick auf die Wirklichkeit verstellen kann. Nach Bohm haben Geist und Materie eine gemeinsame Grundstruktur und das Universum ist ein Hologramm, in dem jedes Einzelelement alle Aspekte des Ganzen enthält.

Eine andere Interpretation spricht in diesem Zusammenhang von vielen Welten, die alle gleichzeitig existieren. Von den möglichen Ergebnissen, die bei einer Messung grundsätzlich *alle* erzielt werden, erhalten wir nur eines, weil wir jeweils nur eine dieser Welten wahrnehmen. Das wäre dann der *beobachtete Zufall*. Für das Universum gibt es keinen dieser Zufälle, denn es realisiert *sämtliche* Möglichkeiten, nur eben in unterschiedlichen Welten. Oder, anders ausgedrückt, je nach Sichtweise des Betrachters.

Was ist Realität?

Die Quantenmechanik stellt unsere Vorstellung von Realität in Frage und führt uns vor allem eins vor Augen: Das Problem besteht möglicherweise einzig und allein in unserem Beharren auf Gewissheit und Allgemeingültigkeit unserer Annahmen über die Welt. Aber vielleicht haben wir uns einfach getäuscht, als wir glaubten, endgültige Aussagen über das Wirken der Natur machen zu können, indem wir sie als die Summe jener Parameter definierten, die ihre Teile beschreiben. Vielleicht ist alles viel »einfacher, als man denken kann, und zugleich verschränkter, als zu begreifen ist« (Goethe: »Maximen und Reflexionen«, *Werke*, Hamburger Ausgabe, Band 12). Bei Quantensystemen kann jedenfalls nicht festgelegt werden, aus welchen Teilen sie »an sich« bestehen. Man kann die Teile eines solchen Systems nämlich nicht einfach addieren und dann sicher sagen, was sich ergibt. Vielmehr ergeben sich durch Multiplikation einzelner Zustandsräume verschränkte Zustände, die auch noch dann »ein einheitliches Ganzes bleiben, wenn sie über große räumliche Entfernungen ausgedehnt sind« (Görnitz, Seite 88).

Die Beziehungen innerhalb eines solchen verschränkten Zustands kann man durchaus mit unseren Alltagsbeziehungen vergleichen. Ich als einzelner Mensch bringe mich mit meinem momentanen »Eigenzustand« in eine Gemeinschaft ein, trete in Beziehung mit beliebig vielen anderen »Eigenzuständen« und verändere damit nicht nur das Ganze, sondern natürlich auch mich selbst. Der Gesamtzustand, den man in diesem Fall »*Meine Freunde und ich und wie wir uns gegenseitig zu dem machen, was wir sind*« nennen könnte, lässt sich allenfalls mit statistischen Annäherungswerten beschreiben, und die gelten nicht ewig, weil wir ja auch weiterhin in ständigem Austausch miteinander sind und sich insofern immer etwas Neues ergibt. Das Ganze ist also eher ein Prozess als ein Zustand. Dieses Beispiel macht hoffentlich deutlich, dass man eigentlich gar nicht so sauer darüber sein muss, dass »Gott würfelt« oder die Karten immer wieder neu mischt oder welche Eigenschaften wir auch immer einem Gott zuschreiben, den wir letztlich irgendwie »für einen von uns« halten.

Die Physiker Werner Heisenberg, Wolfgang Pauli und Rudolph Peierls vertraten denn auch den Standpunkt, dass die Quantenmechanik nicht die Eigenschaften von Quantensystemen beschreibt, sondern lediglich »unsere Kenntnis ihres Verhaltens«. Hier ist, wie man unschwer erkennen kann, von *subjektiver* Kenntnis die Rede – eigentlich eine ganz bittere Pille für jede Wissenschaft. Dennoch wurden mögliche Zusammenhänge zwischen subjektiver Kenntnis, Information und Quantenmechanik sehr lange nicht systematisch untersucht. Erst Anfang der 1990er Jahre gab es immer mehr Hinweise darauf, dass Quantenphänomene zur Übertragung und Verarbeitung von Informationen verwendet werden können.

Information oder Quanteninformation?

Ich bin informiert. Betrachten Sie diesen Satz (den Sie, auch wenn Sie ihn selbst nicht so oft sagen, sicher sehr oft hören) einmal vor allem unter dem Gesichtspunkt der Information, indem Sie sich die folgenden Fragen stellen:

1. Übermittelt die Information einen Sachverhalt?
2. In welcher Beziehung stehen Information und Realität?
3. Hat die Information eine Bedeutung?
4. Gebe ich ihr ihre Bedeutung?
5. Und wenn ich ihr keine Bedeutung gebe, hat sie dann vielleicht gar keine?

Und noch allgemeiner:

6. Braucht Information einen Sender, um Information zu sein?
7. Braucht sie einen Empfänger, um Information zu sein?

Die ersten Fragen dürften noch relativ leicht zu beantworten sein. Auf Frage eins antworten wir vermutlich mit ja, denn dazu sind Informationen schließlich da: Sie stellen einen Sachverhalt so dar, sodass wir daran Anteil nehmen können. Wie funktioniert das? Hier kann die Antwort auf Frage zwei weiterhelfen: Die Information codiert einen realen Sachverhalt, ist aber nicht dieser Sachverhalt. Sie ist also ein codiertes Abbild der Realität oder zumindest eines Teils davon. Die Fragen drei und vier werden sicher unterschiedlich beantwortet, vor allem in Zusammenhang mit Frage fünf. »Also wenn ich einem Mahnbescheid vom Finanzamt keine Bedeutung gebe, wird er bald eine bekommen.« Heißt dies, dass Information notwendigerweise an eine Bedeutung gekoppelt ist? Sicher nicht grundsätzlich. Ein Mahnbescheid ist eine sehr konkrete und in entsprechende Worte gekleidete Information zu einem bestimmten Zweck. Sie hat genau so lange eine Bedeutung für mich, bis ich meine Steuern gezahlt habe. Klar ist aber auch, dass viele Informationen deutlich weniger konkret sind. Ein gedachter Gedanke ist weniger konkret als ein gesprochener, ein gesprochener weniger konkret als ein geschriebener. Und ein noch nicht einmal gedachter Gedanke, was ist mit dem? Auch das ist Information, im Gegensatz zu den anderen allerdings eine, die noch ganz viele Möglichkeiten offenlässt. Sie ist deutlich abstrakter und überhaupt nicht an eine Bedeutung gebunden. Die Bedeutung entsteht aus dieser und vielen anderen Informationen. Manche sind schon da – gespeichert im individuellen Gedächtnis, als Körperwissen, als lang gehegte Überzeugungen, als Ahnengedächtnis, und so weiter –, andere kommen erst noch rein. Auf diese Weise ergeben sich – wieder einmal – viele, viele Verknüpfungen, und die bestimmen dann, welche

Bedeutung eine Information für einen bestimmten Menschen in einer bestimmten Situation hat.

Die Information selbst ist, wie gesagt, nicht an eine Bedeutung gekoppelt. Sie braucht noch nicht einmal einen Träger. Natürlich ist das halbe Pfund Buch, das Sie hier in der Hand halten, nicht die Information selbst. Weder das Papier noch die Farbe, mit der es bedruckt wurde, ist die Information. Ich hätte Ihnen all das auch über ein anderes Medium vermitteln können: einen Film, das Fernsehen, per E-Mail, per Fax, per Brief, als Handschrift oder mündlich in einem längeren Gespräch. Es gibt sogar Menschen, die Information schweigend übermitteln können – einfach nur, indem sie präsent sind. Von Telepathie will ich hier gar nicht reden. Das wäre in diesem Zusammenhang wirklich zu esoterisch, denn noch reden wir über Physik.

Kommen wir also zu den beiden letzten Fragen: Braucht die Information einen Sender und einen Empfänger, um Information genannt werden zu können? Information ohne Sender oder Empfänger, gibt es das überhaupt? Ja, das Leben selbst stellt diese Art der Information ständig im Überfluss zur Verfügung. In jeder Eizelle befindet sich genetische Information, die für die Entstehung neuen Lebens gebraucht wird. Ihr Empfänger wäre die erste Zelle des neuen Lebewesens, das entstehen könnte, wenn die Eizelle befruchtet wird. Und wenn nicht? Dann stirbt die Eizelle einfach ab. Kein Sender (jedenfalls keiner, den man benennen könnte) und auch kein Empfänger, aber die Information steht trotzdem zur Verfügung, und zwar in sehr großer Menge.

Thomas und Brigitte Görnitz – er Physiker, sie Psychologin – haben in ihrem Buch *Der kreative Kosmos* einen neuen Begriff eingeführt, um eine vollkommen abstrakte Information zu bezeichnen: *Protyposis* (vom Griechischen *typeo* = »ich präge ein«). »Diese noch bedeutungsfreie Quanteninformation ist etwas, dem sich eine Form, eine Gestalt und schließlich sogar eine Bedeutung einprägen kann« (Görnitz, Seite 7). Und: »Da abstrakte Information eine physikalische Größe ist, die zu Energie und Masse als äquivalent angesehen werden darf, ergibt sich …, dass eine Wirkung von Information, zum Beispiel von Gedanken auf Körperliches, keineswegs die Grenzen der Physik sprengen muss« (Görnitz, Seite 118).

Materie kann, so betrachtet, als kondensierte Quanteninformation betrachtet werden. Und diese abstrakte Information kann durchaus mit jenem »bewussten, intelligenten Geist« gleichgesetzt werden, den Max Planck als »Urgrund der Materie« bezeichnet hat.

Informationszentrum DNS

Die Desoxyribonukleinsäure (DNS oder international DNA) befindet sich in jeder lebenden Zelle und enthält sämtliche Informationen darüber, wie der ganze Körper aussieht und funktioniert. Sie ist der Bauplan des Lebens, zusammengesetzt aus Phosphorsäure, den vier Basen Adenin, Cytosin, Guanin und Thymin sowie einem Zucker namens Desoxiribose. Diese »Zutaten« bilden die sogenannte Doppelhelix, zwei Stränge, die wie eine Strickleiter durch »Sprossen« verbunden und dann mehrfach umeinander verdreht sind. Das Ganze erinnert entfernt an eine Spiralleitung, wie sie beispielsweise den Telefonhörer mit dem dazugehörigen Gerät verbindet. Würde man ein solches Kabel nun noch einmal mehrfach um einen Besenstiel wickeln und davon zwei zusammensetzen, hätte man ein Chromosom. Im Kern einer jeden menschlichen Körperzelle befinden sich 46 solcher Chromosomen.

Von der Eizelle zum kleinen Lebewesen

Am Anfang enthalten Eizelle und auserwähltes Spermium jeweils den halben Chromosomensatz, also 46 um Besenstiele gewickelte Telefonkabel.

Bei der Verschmelzung wird das Spermium in die Eizelle aufgenommen und die halben Chromosomen werden zu ganzen zusammengesetzt. Dabei ist es vollständig dem Zufall überlassen, welches halbe Chromosom mit welchem ein Ganzes bildet. Entsprechend zufällig ist der Einfluss des mütterlichen und des väterlichen Erbguts auf die Eigenschaften des Kindes. Meistens brechen bei der Zusammensetzung der halben Chromosomen auch Stücke ab, die sich, ebenfalls komplett zufällig, an anderen Stellen wieder ansetzen können. Dic Zcllc, dic ab diesem Moment der Chromosomenvereinigung Keimzelle (Zygote) genannt wird, teilt sich immer weiter und nistet sich letztlich in der Gebärmutterschleimhaut ein. Dort reift sie weiter zum kleinen Lebewesen.

Abwehrmechanismen, Mutationen und Krebs

Einige Stoffe sind in der Lage, die DNS zu verändern oder zu zerstören. Sie können zum Beispiel als Staub aus der Luft eingeatmet werden und in die Lunge gelangen. Dort erhalten sie Zutritt zu Zellen der Lunge und zerstören die DNS dieser Zellen mithilfe ihrer chemischen Eigenschaften. Auch sehr energiereiche Strahlen, wie UV- oder Röntgenstrahlen, können die DNS zerschlagen. Manchmal kann eine solche Zerstörung der DNS noch durch bestimmte Enzyme repariert werden, die der Körper selbst bildet. Man nennt diese Enzyme Endo- und Exonuklease. Sie suchen die DNS nach Fehlern ab. Wird ein Fehler gefunden, trennt die Endonuklease diesen Teil der DNS weiträumig heraus. Der herausgetrennte Teil wird dann von der Exonuklease auseinandergenommen, neu zusammengesetzt und von der Endonuklease wieder in den Strang eingefügt. Wird eine relevante Schädigung von diesen Reparaturenzymen nicht erkannt, bevor die Zellteilung, also die Verdoppelung der Zelle, einsetzt, treten aufgrund der Veränderung der DNS Fehler beim Ablesen auf. Die Tochterzelle erhält also andere Eigenschaften als die Mutterzelle. Diesen Vorgang nennt man Mutation. Die neuen Eigenschaften müssen aber keineswegs schlecht sein. Manchmal sind sie nur eine Antwort auf veränderte äußere Umstände. Letztlich sind es auch Mutationen, welche die Evolution möglich gemacht und Lebewesen mit einer geringen Verdoppelungszeit, wie zum Beispiel Bakterien, die Möglichkeit gegeben haben, sich den wechselnden Bedingungen auf der Erde anzupassen.

Natürlich gibt es auch Zelleigenschaften, die dem Körper schaden und Organe in ihrer Funktion beeinträchtigen können. Zellen mit solchen Eigenschaften werden als Krebszellen bezeichnet.

Welche Information ist bei Ihnen hängen geblieben? »Es gibt Zelleigenschaften, die dem Körper schaden ...« und Krebs hervorrufen können? Oder: »Eine Zerstörung der DNS kann durch bestimmte Enzyme repariert werden«?

Tatsachc ist, dass Letzteres – der Körper repariert sich selbst – viel häufiger vorkommt als Ersteres, nämlich dass sich Krebszellen bilden und weiterwuchern.

Drama Krankheit

Krankheit als Smalltalk-Thema

Ab einem bestimmten Alter reden viele Menschen offenbar am liebsten über Krankheiten. Sicher kennen Sie diese Gespräche, in denen es stundenlang darum geht, bei wie vielen Ärzten man schon mit diesem und jenem Problem war, welche »Röhren« man schon von innen gesehen hat, welche Medikamente geholfen haben und welche nicht, dass man natürlich regelmäßig zur Vorsorge geht und zum Spezialisten und hierhin und dorthin.

Andere, die der Schulmedizin längst abgeschworen haben, tauschen sich in ähnlicher Weise über Heilpraktiker, Therapeuten sowie die neuesten Methoden und Naturheilmittel aus. Da wird nach allen Regeln der Kunst gepriesen und verurteilt, gelobt und geklagt, als gäbe es nichts Schöneres auf der Welt, als krank zu sein und den ganzen Tag im Wartezimmer irgendeines Gesundheitsbeauftragten zu sitzen.

»Guten Tag, Frau Meier. Wie geht es Ihnen?«

»Ach, ich bin ein bisschen erkältet.«

»Oje, stecken Sie mich bloß nicht an. Im Moment muss man ja sehr aufpassen, dass man sich nicht mit dieser Pferdegrippe ansteckt. Haben Sie sich schon impfen lassen? Also ich mache das auf jeden Fall, allein schon wegen meiner Enkelkinder.«

»Ich habe gar nicht so große Angst vor Ansteckung.«

»Na, Sie sind aber naiv. Man weiß doch, dass das heute immer schneller geht, weil die Abwehrkraft der meisten Menschen so enorm geschwächt ist. Da ist es einfach eine moralische Verpflichtung anderen gegenüber, sich impfen zu lassen.«

»So habe ich das noch nie gesehen. Und wie geht es Ihnen?«

»Wie Sie sehen, ziehe ich das Bein ein bisschen nach. Nächste Woche bekomme ich ein neues Kniegelenk. Dann geht bald alles wieder wie geschmiert – hat der Professor gesagt …«

»Und das glauben Sie? Ich habe seit drei Jahren ein künstliches Kniegelenk und nur Probleme damit. Wenn ich heute noch einmal zu wählen hätte, würde ich das nie mehr machen lassen …«

Manche Menschen liefern sich ständig Wortgefechte dieser Art, aus denen am Ende derjenige als Sieger hervorgeht, der dem anderen am effektivsten Angst eingejagt und sich selbst am längsten und ausführlichsten über

Krankheiten, Schmerzen, Kunstfehler und mehr oder weniger kompetente Ärzte ausgelassen hat. Für so einen Sieg nimmt man auch gern mal in Kauf, dass sich das eigene körperliche und seelische Befinden ständig verschlechtert.

Warum? Ganz einfach: Das, womit Sie sich in Gedanken und Worten ständig oder zumindest sehr viel beschäftigen, wird Ihre Realität. Wenn Krankheit also Ihr Lieblingsthema ist – aus welchen Gründen auch immer –, dann ist Krankheit auch Ihre Realität, eine Realität, die durch das ständige Reden darüber noch zusätzlich zementiert wird. Die Worte werden aufgenommen, heizen die Emotionen an, wirken über die Psyche auf das Immunsystem und schwächen die Abwehrkraft.

Es kommt übrigens auch vor, dass Krankheiten scheinbar oder tatsächlich vermehrt im eigenen Umfeld auftreten, sobald man von ihrer Existenz weiß oder sich näher mit ihnen beschäftigt. Solche, eher seltenen Krankheiten manifestieren sich oft im Umfeld von Medizinern.

Eine Freundin von mir – Ärztin im Praktikum – hatte sich gerade intensiv mit den Symptomen der sogenannten Legionärskrankheit beschäftigt, als ihr Mann genau diese Symptome zeigte und sie ihn nach eigenen Angaben nur dadurch »retten« konnte, dass sie ihn in die Notaufnahme des nächsten Krankenhauses schaffte und den künftigen Kollegen haarklein erklärte, was nun zu tun sei.

Ein anderer Bekannter von mir arbeitet als Arzt in einem Forschungsinstitut für Mikrobiologie. Er hat vier Kinder, die immer sofort isoliert werden, wenn im Kindergarten oder in der Schule ein anderes Kind Schnupfen hat. Es könnte ja dieser oder jener Virus sein, und wenn sich eines seiner Kinder – die natürlich gegen alles geimpft sind – anstecken würde, dann … Tragischerweise sind diese Kinder ständig krank und bestätigen ihrem Vater damit, dass man einfach nicht genug aufpassen kann.

Krankheit ist schlecht fürs Image

Am anderen Ende des Spektrums befinden sich diejenigen, die wirklich krank sind, aber meinen, sich das nicht leisten zu können. Sie reden zwar krampfhaft *nicht* über Krankheit und geben vor, nach wie vor supergesund und leistungsfähig zu sein, aber in Wirklichkeit gehen sie genauso mit ihrer Krankheit »hausieren« wie die, von denen wir oben gesprochen haben. Niemand – auch kein Politiker – muss in einer Talkshow auftreten, nachdem er gerade einen Hörsturz hatte. Niemand muss in der Öffentlichkeit über seine Krankheit sprechen, wird aber auch nicht gezwungen, vor den Augen der Fernsehzuschauer Doppelbotschaften zu verkünden, indem er schwankend und käsebleich dasteht und dennoch so tut, als sei alles in bester Ordnung.

Indem man hartnäckig versucht, eine Krankheit, die sich schon manifestiert hat, um jeden Preis schönzureden, dramatisiert man den eigentlichen Sachverhalt genauso wie durch das Herbeireden oder mentale Heranzüchten von Symptomen und Komplikationen.

Kein Drama

Kranksein ist kein Drama – nichts, was man künstlich aufbauschen oder aktiv vertuschen müsste. Krankheit ist kein Zeichen einer Schwäche, derer man sich schämen müsste. Sie sollte deshalb auch nicht so schnell wie möglich unterdrückt und zum Verschwinden gebracht werden. Hätten wir nicht den Anspruch, immer zu funktionieren wie gut gewartete Maschinen, könnten wir unsere Krankheiten und Wehwehchen ganz gelassen als das nehmen, was sie sind: mehr oder weniger deutliche Erinnerungen daran, dass dieses Leben in einem menschlichen Körper etwas sehr Fragiles ist, dessen wir uns *immer bewusst* sein sollten und nicht nur, wenn es gefährdet oder angegriffen ist. Doch genau das ist das Problem: Wir sind uns der Kostbarkeit des Lebens eben nicht immer bewusst. Genau genommen meistens gar nicht. Da braucht es schon mal den einen oder anderen Warnschuss, der uns einfach mitten aus dem aktiven Leben reißt: Stopp! Schluss mit dem Machen, Tun, Rennen, Organisieren und Am-Ball-Bleiben! Pause!

Ein sehr typisches Symptom dieser Art sind jene heftigen Rückenschmerzen, die landläufig als Hexenschuss bezeichnet werden: Ein plötzlicher, heftiger Schmerz schießt in den unteren Rücken und macht den so Getroffenen in Sekunden zu einem mehr oder weniger hilflosen Krüppel. Derjenige, der sich bis dahin als durchaus fit und leistungsfähig erlebt hat, schleppt sich nun unter Schmerzen zum Arzt und muss dort erfahren, dass das, was ihn so schmerzt, nach neuester Definition der Krankenkasse gar keine Krankheit ist, sondern vielmehr eine »Befindlichkeitsstörung« namens M54.5. Früher nannte man es »akute Lumbalgie«, aber auch das war keine Krankheit, sondern ein Symptom. Kein Drama. Unangenehm ja, aber normalerweise nicht gefährlich, ähnlich wie viele andere akute Rückenschmerzen und überhaupt alle unspezifischen Schmerzen.

»Was? Kein Drama? Wie kommt der Arzt dazu, so etwas zu sagen? Ich bilde mir das doch nicht ein. Diese Schmerzen sind echt – Realität!« Und dann wird in allen möglichen Internetforen nachgefragt, ob jemand weiß, was M54.5 bedeutet. »Gib mal das Stichwort *ICD-Schlüssel* in die Suchmaschine ein«, lautet ein Rat, »dann landest du bei einer Tabelle, in die du den Schlüssel ›M54.5‹ eingeben kannst.« Und was steht in der Tabelle als Erklärung für diesen Schlüssel? »Akute Lumbalgie«, also genau das, was der Arzt gesagt hat. Nichts Schlimmes, kein Drama. Auch hier steht es schwarz auf flimmerndem Hintergrund.

Aber es tut weh. Die Schmerzen sind höllisch und manchmal werden sie sogar chronisch – aber »objektiv« messbar sind sie nicht. Daher wird in diesem Zusammenhang vom »persönlichen Krankheitsbegriff« gesprochen. In der *Medical Anthropology*, einem wichtigen Zweig der Ethnomedizin, unterscheidet man zwischen *illness* und *disease. Illness* bezieht sich auf die Wahrnehmung und Erfahrung des Erkrankten, während *disease* das ist, was auch der Arzt und die Krankenkasse als *ernst zu nehmende* Krankheit akzeptieren würden: organische Veränderungen im Sinne des biomedizinischen Modells (vgl. Pfleiderer/Bichmann, Seite 25).

Ein Beispiel: Extrem hoher Blutdruck lässt sich messen, ist auch potenziell lebensgefährlich, gilt deshalb als ernst zu nehmende Krankheit und wird entsprechend akzeptiert. Aufgrund von negativem Stress permanent angespannte Muskeln und die dadurch verursachten Schmerzen werden nicht als Krankheit akzeptiert, obwohl sie auf Dauer natürlich als Auslöser für hohen Blutdruck, Herzinfarkt und Schlaganfälle in Frage kommen.

Fazit: Unser Gesundheitssystem akzeptiert nur das als Krankheit, was sich bereits überdeutlich materialisiert hat. Warnungen des Körpers sind nicht Gegenstand des Interesses. Ärzte, die das anders sehen, haben finanzielle Nachteile, denn bezahlt werden sie in der Regel von den Krankenkassen. Darüber kann man endlos lamentieren, und das tun auch sehr viele mit entsprechend negativen Folgen (siehe Seite 67 f.). Oder man nimmt, was man unter diesen Umständen relativ leicht bekommen kann, nämlich die Krankmeldung, gönnt sich *wirklich* drei Tage Pause und übt sich zunächst in liebender Zuwendung sich selbst gegenüber.

Liebende Zuwendung mir selbst gegenüber

»Manche Patienten werden allein schon durch ihr gutes Einvernehmen und die Zufriedenheit mit ihrem Arzt wieder gesund«, sagt Hippokrates. Sagen Sie sich, auch wenn Sie das mit dem Einvernehmen und der Zufriedenheit zunächst nicht glauben bestätigen zu können: »Mein Arzt hat im Rahmen seiner Möglichkeiten sein Bestes für mich getan. Er hat mir bestätigt, dass meine Schmerzen nicht lebensbedrohlich sind. Er hat mir ein Schmerzmittel verschrieben, damit ich nicht unnötig leiden muss. Er hat mir drei Tage Pause von der Arbeit beschert. Das ist alles gut. Jetzt bin ich dran.«

Entscheiden Sie, ob Sie das Schmerzmittel nehmen möchten oder nicht. Ja, solche Schmerzmittel haben eventuell Nebenwirkungen. Ja, es ist gut, sie trotzdem zu nehmen, damit sich kein Schmerzgedächtnis aufbaut. Ja, man kann es auch lassen, aber dann hat man eben Schmerzen. Oder man versucht es erst mal mit Aspirin. Die Diskussion über Für und Wider des verschriebenen Medikaments sollte nicht in dem Moment in Ihrem Kopf geführt werden, in dem Sie es nehmen. Machen Sie Ihren Frieden mit der Tablette und füllen Sie Ihren Geist mit wohlwollenden, freundlichen Gedanken, während Sie sie einnehmen.

Bei allem, was Sie von nun an tun, achten Sie weiter darauf, Ihren Geist mit wohlwollenden, freundlichen Gedanken zu füllen. Verdrängen Sie den Schmerz nicht, sondern nehmen Sie ihn liebevoll an. Sagen Sie beim Einatmen: »Ich spüre den Schmerz in ... (zum Beispiel: meinem Rücken)« und beim Ausatmen: »Und lächle ihm zu.« Das Lächeln braucht vielleicht eine Weile, bis es wirklich auf Ihre Lippen tritt, aber irgendwann ist alles ein bisschen heller und freundlicher. Und selbst wenn der Schmerz noch da sein sollte, ist er auf diese Weise leichter zu ertragen.

Sie brauchen übrigens keine besonderen Vorkehrungen zu treffen, um sich »Störenfriede« und »Nerver« aktiv vom Leib zu halten. Füllen Sie Ihren Geist mit wohlwollenden Gedanken, und der Raum um Sie herum wird genau so sein, wie es gut für Sie ist: Wie innen, so außen. Das ist ein ganz einfaches kosmisches Gesetz. Wenn Ihnen das zu esoterisch ist, können Sie es sich auch so vorstellen: In einem Garten, in dem viele Stauden und andere Blumen wachsen, muss weniger Unkraut gejätet werden, denn im Kampf um den Platz bleiben die Blumen Sieger.

Mit dieser kleinen Übung schaffen Sie um sich herum einen Raum, in dem Heilung leichter stattfinden kann.

- Sie akzeptieren, was ist, Ihre Schmerzen nämlich.
- Sie sind freundlich zu sich selbst.
- Sie lassen innerlich ein wenig los.
- Sie fangen an, auf die Stimme Ihres Körpers zu hören.

Man kann es auch so ausdrücken: Sie wenden keine Energie mehr auf, um sich gegen die Realität zur Wehr zu setzen. Ihr innerer Widerstand löst sich auf und macht Platz für das Weiche, Offene, Einfache, Kindliche. Das ist die beste Voraussetzung für das Annehmen eines heilenden Impulses, durch wen und in welcher Form er auch kommen mag.

Heilung aus dem Meer der Möglichkeiten

Warum habe ich Ihnen diese ganzen Geschichten über den Anfang der Welt, Physik, Metaphysik und Quantenphysik erzählt, wo Sie doch nur wissen wollen, wie das mit dem Heilen auf der Basis der Quantenphysik funktioniert? Hätte eine Zusammenfassung der neuesten wissenschaftlichen Erkenntnisse nicht genügt? Wenn man die Dinge in einem größeren Zusammenhang sieht, stellt man oft fest, dass das, was uns soeben von ausgewiesenen Experten als *neueste* Erkenntnis präsentiert wurde, gar nicht so neu ist. Fast alles wurde schon einmal gedacht, intuitiv erkannt oder »geschaut«, aber vielleicht passte es damals nicht in das Welt- und Selbstbild der meisten Menschen. Oder es kam von Leuten, die man nicht für »kompetent« oder »gelehrt« genug hielt. Oder es war so gut, dass man es gleich unter Verschluss nahm. Und manches war fast noch besser, kam aber aus der »falschen« Kultur und konnte deswegen nicht akzeptiert werden. Auf diese Weise wurde vieles nie Teil des kulturellen Gedächtnisses oder geriet schnell in Vergessenheit, um später neu entdeckt und schließlich sogar wissenschaftlich untermauert zu werden.

In diesem Buch geht es vor allem um Bewusstheit oder reines Gewahrsein – eigentlich etwas sehr Einfaches, doch um zum ganz Einfachen vorzudringen, muss man oft sehr viel zwischenzeitlich angesammelten Wissensmüll entsorgen. Wohl denen, die erst gar nicht so viel davon angesammelt haben.

Heilen – was ist das?

Darf ich Ihnen zunächst ein paar Fragen stellen?

- Glauben Sie, dass *jemand* oder *etwas* Sie heilen kann?
- Glauben Sie, dass Sie für jemanden Heilung *bewirken* können?
- Glauben Sie, dass es eine *Methode* gibt, die alle Ihre gesundheitlichen Probleme auf einen Schlag lösen kann?
- Wenn es sie gäbe, würden Sie sie *einsetzen*?
- Und *wie lange* würde die Wirkung wohl anhalten?

Für den Fall, dass Sie die ersten drei Kapitel dieses Buches übersprungen haben, weil Sie gleich »zur Sache« kommen wollten, hier eine Kurzfassung der wichtigsten Aussagen:

1. Bevor etwas gemacht wird oder entsteht, gibt es etwas, das einfach *ist.*
2. Auf der Suche nach den kleinsten Teilchen der Materie entdeckte man, dass im Innern der Atome eine Kraft wirkt, welche die Atomteilchen in Schwingung bringt. Doch *hinter* dieser Kraft ist noch etwas: der Urgrund, das Eine, das Nicht-Manifestierte, abstrakte Information, das Brahman – alles Namen für etwas, das eigentlich nicht bezeichnet werden kann.
3. Aus diesem Urgrund ist die ganze manifestierte Welt entstanden. Alles – die ganze vielfältige Welt der Erscheinungen und jeder Einzelne von uns – ist aus diesem *einen* Urgrund hervorgegangen.
4. Die Welt der Erscheinungen ist ein großes Netz, ein Hologramm. Und jedes einzelne Teil dieses Hologramms, jede Facette enthält die gesamte Wirklichkeit.
5. Veränderungen jedes einzelnen Teils können eine Veränderung des Ganzen bewirken.
6. Information in ihrer abstraktesten Form ist eine physikalische Größe, äquivalent zu Energie und Masse, der sich eine Form und eine Bedeutung »einprägen« kann.

Das beim Heilen Entscheidende ist Bewusstheit und die Fähigkeit, sich mit dem *einen* Urgrund zu verbinden. Dazu muss man nicht bis zum Urknall zurückgehen oder was immer man als Beginn der Welt akzeptieren kann. Die Beschäftigung mit dem Ursprung des Entstandenen oder Geschaffenen kann aber durchaus interessant sein – vor allem, wenn man darin eine Parallele zu dem erkennt, was man selbst erleben kann, wenn man im eigenen Denken zum Anfang zurückgeht – zurück zu dem Punkt, wo das Denken noch nicht angefangen hat und wo es noch keine Geschichte gibt – zurück zur bedeutungsfreien Information.

Welche Voraussetzungen muss der Heiler erfüllen?

Was brauche ich, um ein guter Heiler zu sein?

Was meinen Sie mit »guter Heiler«? Besser als die anderen? Oder bedeutet es einfach, dass Sie bereit sind, das Beste von dem zu geben, was bereits in Ihnen *ist*, und zwar in jedem Moment?

Motivation klären

Also gut, Sie sind bereit, jederzeit Ihr Bestes zu geben und sich mit »der Kraft« zu verbinden – zum Wohl der ganzen Menschheit vermutlich. Dann waren Sie wahrscheinlich auch bei den Pfadfindern und haben täglich mindestens eine alte Frau über die Straße geführt, die eigentlich viel lieber auf dieser Straßenseite bleiben wollte. Sendungsbewusstsein nennt man das, was Sie motiviert. Es macht einen edlen Eindruck, hat aber mehr mit Trennung zu tun als mit Einheit. Ihr Ego sagt: »Ich weiß, was gut für dich ist« und: »Ich gebe mein Bestes, um dir jetzt mal zu zeigen, wo es langgeht.«

Eine andere, bessere Motivation wäre *Mitgefühl* oder *stille Anteilnahme*. Mitgefühl entspringt einem echten Gefühl der Verbundenheit und kann die Dinge zunächst einfach so akzeptieren, wie sie sind. Wer mit einem anderen mitfühlt, sagt oder denkt höchstens: »Das kenne ich aus eigener Erfahrung. Das kann ich gut nachempfinden.« Aber vielleicht sagt oder denkt er auch einfach gar nichts, sondern nimmt still Anteil und stellt sich selbst ebenso zur Verfügung wie den inneren und manchmal auch den äußeren Raum, in dem eine Veränderung stattfinden kann. Im *Metta-Sutta*, einem sehr populären buddhistischen Text, wird der Mensch beschrieben, »der das Heil (für sich und andere) erstrebt«. Aufrecht, unbeirrt, aber auch sanft und ansprechbar soll er sein, ohne Stolz, genügsam, bescheiden, nicht betriebsam (vgl. *Lexikon der östlichen Weisheitslehren*, Seite 241).

Diese Eigenschaftsworte sind es durchaus wert, genauer betrachtet zu werden.

Das Wort *aufrecht* bezeichnet sowohl eine Körper- als auch eine Geisteshaltung. Ein aufrechter Mensch steht mit beiden Beinen auf dem Boden, ist also gut geerdet und im allerbesten Sinne mit der Materie verbunden, hat aber über den Kopf auch eine Verbindung zum Himmel, zum Geistigen. Aufrecht heißt auch *mutig*. Als aufrecht bezeichnet man jemanden, der nicht buckelt und sich nicht so leicht unterkriegen lässt.

Unbeirrt bedeutet, dass man sein Fähnchen nicht ständig nach dem Wind hängt und sich nicht leicht beirren lässt. Auch das kann Mut erfordern, zumal in unserer Zeit, in der einem immer öfter suggeriert wird, man müsse »irgendwie besser« sein oder zumindest anders, als man ist.

Sanft ist in Kombination mit *aufrecht* und *unbeirrt* eher die Eigenschaft eines spirituellen Kriegers und nicht jene unsicher daherkommende Lieblichkeit, die man bei vielen Menschen mit Helfersyndrom beobachten kann.

Ansprechbar hat etwas mit Präsenz zu tun und bedeutet, dass man *wirklich* da ist, wenn sich jemand an einen wendet, und dass man zuhört, ohne die Antworten bereits als Schablonen im Kopf zu haben.

Ohne Stolz meint, sich nichts als »eigenen Verdienst« anzurechnen. Ich stelle mich dem anderen zur Verfügung, weil wir beide ein Teil des großen Weltgewebes sind. Indem ich dem anderen helfe, helfe ich mir selbst. In diesem Zusammenhang wird auch die moralische Überlegenheit, die wir oft ganz selbstverständlich an den Tag legen, als Illusion erkennbar. Wir glauben, irgendetwas besser zu wissen oder zu machen als andere und nehmen uns deshalb das Recht, ihnen Ratschläge zu erteilen oder Moral zu predigen, was sich dann etwa so anhört: »Nimm es mir nicht übel, aber es ist kein Wunder, dass du ausgerechnet *dieses* Problem hast. Unsere Körper sprechen ja eine deutliche Sprache, und wenn ich mir dich so anschaue … ein offenes Buch! Du solltest jetzt mal ganz dringend deine ganze Haltung dem Leben gegenüber ändern und vor allem diese negative Denkweise ausmerzen. Und auch deine Ernährung muss umgestellt werden, du weißt ja: Man ist, was man isst.« Predigten wie diese sind in gewissen Kreisen sehr beliebt. Vielleicht enthalten sie das eine oder andere Körnchen Wahrheit, trotzdem sind sie sinnlos, denn niemand kann sie wirklich annehmen, solange sie vom Sockel der Selbstgefälligkeit aus verkündet werden.

Die Worte *genügsam* und *bescheiden* sind ein bisschen aus der Mode gekommen, die entsprechenden Eigenschaften auch. Sie bedeuten in erster Linie, dass man sich mit dem, was man hat und ist, zufriedengibt. Es ist gut und es ist genug. Kein Grund, ständig nach irgendetwas Ausschau zu halten, das vielleicht noch besser sein könnte. Kein Grund sich aufzuspielen und aus der Menge hervorstechen zu wollen, weil man etwas Besonderes erreicht zu haben glaubt. Das Erreichte bekommt seine Bedeutung nämlich erst dadurch, dass man es in die Welt trägt und »die Menge« davon profitieren lässt.

Nicht betriebsam heißt, aus der Ruhe heraus tätig zu werden. Statt hektische Betriebsamkeit zu verbreiten, wartet man geduldig aber hellwach ab, bis der rechte Zeitpunkt zum Handeln gekommen ist. Dann wird man sich weniger leicht verzetteln und schließlich sehr viel effektiver handeln, weil man dieser *einen* Tätigkeit seine ganze Aufmerksamkeit widmet.

Das Mitgefühl als gute Motivation eines Heilers unterscheidet sich ganz deutlich von der des Mitleids. Indem wir buchstäblich mit dem anderen leiden, nehmen wir ihm nichts ab und bringen auch keine Klarheit oder Bewusstheit in seine Situation, sondern laden ihm zusätzlich unser eigenes Leid auf und verstärken damit das seine.

Präsent sein

Einige der Eigenschaften, die im *Metta-Sutta* beschrieben werden, stellen sich fast automatisch ein, wenn man in jedem Moment wirklich *da* ist – präsent. Dann definiert man sich nämlich nicht durch sein Denken, also nicht durch Ansichten und Meinungen und auch nicht durch Ansprüche und Erwartungen an sich selbst und das Leben. Vielmehr ist man dem Ort, wo die Gedanken entstehen, sehr nah. Der Ort, an dem die Gedanken erst entstehen, ist das Jetzt – nicht die als »ach so wunderbar« oder »oh wie schrecklich« in der Erinnerung weitergepflegte Vergangenheit und auch nicht die im Nebel liegende Zukunft. Das Jetzt liegt zwischen diesen beiden Welten – der einen, die schon vergangen, und der anderen, die noch nicht entstanden ist. Dies ist der leere Raum zwischen Nehmen und Geben – reines Gewahrsein – Jetzt.

Absicht

Absicht oder Intention ist die dritte wichtige Voraussetzung für das Heilen, denn sie lenkt Ihre Aufmerksamkeit. Seien Sie präzise in Ihrer Absicht zu heilen, aber machen Sie keine Wissenschaft daraus. Wenn Sie begriffen haben, was es mit den anderen Voraussetzungen auf sich hat, wird Ihre Absicht auf ganz natürliche Weise klar und eindeutig, positiv und einfach sein.

Es ist möglich!

Lassen Sie Ihren Verstand außen vor, denn hier geht es darum, absolut davon überzeugt zu sein, dass *alles* möglich ist. Absolut überzeugt? Das ist aber schwierig. Ja, vielleicht, aber sogar René Descartes, der ganz große Zweifler, hat erkannt, dass einem manche Dinge so klar und deutlich vor Augen stehen, dass sie einfach nicht bezweifelt werden können (vgl. Seite 44). Genau das ist hier gemeint, und man kann es üben (siehe Seite 145 ff.).

Der Kranke heilt sich selbst

Jeder Kranke heilt sich selbst, und zwar in dem Moment, in dem er den *wahren* Verursacher seiner Krankheit erkennt und damit das Symptom überflüssig macht.

Wichtig: Der Kranke erkennt den wahren Verursacher seiner Krankheit *selbst*. Er entnimmt ihn nicht etwa einem Buch mit dem Titel *Was dein Körper dir schon lange mal sagen wollte* oder so ähnlich und wird auch nicht von Ihnen darüber aufgeklärt. Sie können den Grund nämlich beim besten Willen und auch mit dem besten Hintergrundwissen nicht *für* einen anderen Menschen erkennen. Abgesehen davon taucht die individuelle Erkenntnis immer in genau der Form aus dem Urgrund auf, in der sie auch wirklich angenommen werden kann: als Wort, als Tonfolge, als Gefühl, als Farbe, als Symbol … was auch immer für *dieses* Individuum in *diesem* Moment am besten passt.

Die Erkenntnis kann blitzartig auftauchen und bewirkt dann eine sogenannte Spontanheilung. Vielleicht entfaltet sie sich aber auch eher unspektakulär und zunächst fast unmerklich. Auf diesen Prozess haben Sie keinen Einfluss und es ist auch überhaupt nicht an Ihnen, irgendetwas zu beeinflussen. Sie geben noch nicht einmal einen Hinweis. Vielmehr begeben Sie sich zusammen mit Ihrem Patienten in jenen inneren Raum, wo nichts festgelegt und deshalb *alles* möglich ist.

Die Behandlung

Alles, worüber wir bis jetzt in Zusammenhang mit dem Heilen gesprochen haben, betrifft Sie als Heiler und bleibt dem Patienten weitgehend verborgen. Er wird zwar intuitiv spüren, dass Sie »ganz da« sind, aber höchstwahrscheinlich erwartet er trotzdem, dass (auch) etwas sinnlich Wahrnehmbares mit ihm geschieht.

Heiler aller Kulturen sind sich darüber im Klaren, dass das Bewusstsein oder der individuelle Mangel an Bewusstheit den Patienten ursprünglich krank gemacht hat und es daher nur einer Veränderung im Bewusstsein bedarf, um ihn wieder zu heilen. Heilung ist, wie Frank Kinslow sagt, »nur eine Nebenwirkung des Bewusstwerdens« (Kinslow, Seite 52). Die Heilmethode oder das Heilmittel ist also nur »Beiwerk« – wichtiges Beiwerk allerdings insofern, als der Patient dadurch Zuwendung erfährt und sich angenommen fühlt.

Wer sich für Medizingeschichte – geschrieben aus der »aufgeklärten« Perspektive der modernen Schulmedizin – interessiert, wird erfahren, dass sich viele alte Heilmethoden und natürliche Heilmittel im Laufe der Zeit angeblich als »vollkommen nutzlos« herausgestellt haben. Und doch wurden – welch ein Wunder – zu allen Zeiten Menschen geheilt. Wie kann das sein?

Nun, erstens kann man sich über den wahren Nutzen der sogenannten Nutzlosigkeit durchaus streiten und zweitens kommt beim Heilen immer noch eine nicht messbare Komponente hinzu, die nicht unterschätzt werden sollte. »Manche Patienten werden allein schon durch ihr gutes Einvernehmen … mit ihrem Arzt wieder gesund«, sagt Hippokrates, und niemand wird bestreiten wollen, dass dies heute noch genauso gilt wie vor etwa 2500 Jahren. Worin dieses »gute Einvernehmen« genau besteht, ist nicht so leicht zu erklären. Ich bin mir jedoch ziemlich sicher, dass es nichts mit dem üblichen »auf einer Wellenlänge Liegen« zu tun hat und dass es zwischen erwachsenen Menschen oft sehr viel leichter zu erreichen ist, wenn sie sich *nicht* privat kennen und keine, wie auch immer geartete gemeinsame Geschichte haben. Hier geht es nämlich nicht so sehr um das Austauschen mehr oder weniger gleicher Ansichten und Meinungen wie in privaten Beziehungen, sondern eher darum, sich von all dem zu lösen und zum Ursprung der Gedanken vorzudringen. Vor noch nicht allzu langer Zeit hätte ich die besten Behandler, die ich selbst je hatte, im Alltag als »eher langweilig« eingestuft – eben weil sie nicht zu allem und jedem ihre Meinung äußerten und überhaupt nicht »im Trend« lagen. Mit manchen von ihnen wäre nicht einmal eine Unterhaltung möglich gewesen, weil sie meine Sprache nicht sprachen und ich ihre auch nicht. Ein »Einvernehmen« war trotzdem da, eine Art Erkennen, das schon beim ersten Blickkontakt aufleuchtet. Besser kann ich es nicht beschreiben, aber ich vertraue darauf, dass jeder, der so etwas schon einmal erlebt hat, ganz genau weiß, was ich meine. Man könnte es auch »Liebe auf den ersten Blick« nennen, wenn dieser Ausdruck nicht schon eine ganz andere Bedeutung hätte. Schade eigentlich.

Ein offenes Ohr

Das, was wir normalerweise unter einem Gespräch verstehen, ist aus den eben dargestellten Gründen nur bedingt geeignet, das Einvernehmen zwischen Behandelnden und Patienten fördern. Beschränken Sie sich also aufs Zuhören und seien Sie einfach offen für Ihren Patienten. Lassen Sie ihn seine Beschwerden beschreiben und fragen Sie eventuell nach, in welcher Weise er sich dadurch eingeschränkt fühlt. Viel mehr brauchen Sie gar nicht zu wissen, um Ihre Absicht zu formulieren. Sie sagen zum Beispiel: »Frei von Schmerzen im Kniegelenk« (das ist klar und eindeutig) und sehen vor Ihrem inneren Auge, wie der Patient schmerzfrei und vergnügt eine Treppe hochgeht (ein positives und einfaches Bild). Dass Schmerzen in den Knien etwas mit dem Ego zu tun haben oder mit Stolz beziehungsweise mangelnder Demut, wie man in einschlägigen Büchern nachlesen kann, und dass der Patient womöglich einen sekundären Gewinn aus seiner Krankheit zieht, spielt in diesem Zusammenhang überhaupt keine Rolle. Hier geht es nur um das, was *jetzt* ist, und das sind in diesem Fall Schmerzen im Knie.

Für den Patienten kann es hilfreich sein, zu Beginn der Sitzung die Stärke seines Schmerzes und den Grad der dadurch verursachten Einschränkung einzuschätzen, etwa auf einer Skala zwischen eins und zehn. Dann fällt es ihm hinterher leichter, eine Aussage über den Unterschied zu machen.

Berührung

Berührung spielt beim Heilen eine so wichtige Rolle, weil es das unmittelbarste Zeichen der Zuwendung ist. Außerdem haben Sie über die Berührung die Möglichkeit, sowohl den Ist-Zustand zu erfühlen als auch die Veränderung, die sich während der Behandlung einstellt. Seien Sie sich jedoch immer bewusst, dass Sie nicht heilen und auch nichts übertragen. Sie schlagen lediglich eine Art Brücke zu jenem Raum des reinen Bewusstseins, in dem Sie sich während der Behandlung aufhalten, und halten diese Verbindung die ganze Zeit über aufrecht. Atmen Sie während der gesamten Sitzung ganz natürlich und entspannt.

Wo wird wie berührt?

- Sie berühren die schmerzende Stelle mit der Spitze eines Fingers oder auch mit der ganzen Hand (das hängt ganz davon ab, wie genau Sie den Schmerz lokalisieren können) und legen den anderen Finger oder die andere Hand auf eine beliebige Körperstelle, die nicht schmerzt.
- Dann konzentrieren Sie sich zunächst auf die schmerzende Stelle und nehmen möglichst genau wahr, was dort zu erspüren ist: eine Verhärtung, Wärme, ein Klopfen, die Beschaffenheit der Haut ... Richten Sie Ihre ganze Aufmerksamkeit auf diese Stelle.
- Konzentrieren Sie sich dann auf Ihre andere Hand beziehungsweise auf die Körperstelle, auf der sie liegt. Nehmen Sie auch dort alles ganz konzentriert wahr.
- Spüren Sie schließlich beide Hände sowie die beiden Stellen, auf denen sie liegen, gleichzeitig und seien Sie sich außerdem der Verbindung zwischen den Händen sowie der ständigen Verbindung zum Raum des reinen Gewahrseins bewusst.

Dies liest sich weitaus komplizierter, als es ist, vor allem deshalb, weil man sich beim Lesen wahrscheinlich einen Knoten in den Kopf denkt und Fragen wie diese stellt:

- Wo soll ich denn die zweite Hand hinlegen?
- Was heißt hier »beliebige Stelle«?
- Wie soll ich mir beider Hände gleichzeitig bewusst sein und dann auch noch beim reinen Gewahrsein bleiben?

Das geht alles wie von selbst, sobald Sie nicht mehr darüber nachdenken. Dennoch ein kleiner Tipp an dieser Stelle: Positionieren Sie die beiden Hände so, dass es Ihnen *leicht* fällt, sich ihrer gleichzeitig bewusst zu sein und dass Sie sich nicht verkrampfen müssen, um die Position zu halten. Sie können sich auch eine Verbindungslinie zwischen Ihren beiden Händen vorstellen, die natürlich möglichst direkt und nicht mehrmals »um die Ecke« verlaufen sollte. All diese Überlegungen und Vorstellungen sind jedoch *nicht* Bestandteil der Sitzung.

Da konzentrieren Sie sich ganz auf Ihre Empfindungen und auf den Raum des reinen Gewahrseins, in dem Sie sich aufhalten.

Wenn die Verbindung zwischen Ihren Händen und diesem inneren Raum deutlich spürbar ist, atmen Sie ganz bewusst aus und nehmen die Hände vom Körper des Patienten.

Das ist alles. Den Rest erledigt das Quantensystem des Patienten von ganz allein. Sie haben sich, bildlich gesprochen, auf eine Observable (den im Knie lokalisierbaren Schmerz) konzentriert und deren »Eigenzustand« gemessen und womöglich auch verändert. Welchen messbaren Einfluss dies auf andere »Eigenzustände« (etwa im Bindegewebe, im Gelenk oder in den Knochen) hat, wie sich die Einstellung des Patienten dadurch verändert und wie genau das Ergebnis am Ende aussehen wird, ist nicht vorhersehbar, aber die Erfahrung hat gezeigt, dass man »dem Prozess der Neuorganisation«, der durch eine solche Sitzung angestoßen wird, durchaus vertrauen darf. Viele Veränderungen können anschließend sogar vom Arzt bestätigt werden, aber natürlich nur, wenn dieser zuvor eine entsprechende Diagnose gestellt hat. Der Patient wird auf jeden Fall eine Veränderung spüren, wenn er den Schmerz zuvor auf einer Skala zwischen eins und zehn eingeschätzt hat. Manche nehmen die Veränderung sofort sehr deutlich wahr, bei anderen macht sie sich zunächst nur ganz subtil bemerkbar. Dass unmittelbar nach der Sitzung überhaupt keine Veränderung wahrgenommen wird, kommt auch vor. Dann kann das Wachbewusstsein des Betreffenden die Veränderung im Moment noch nicht akzeptieren.

Manche sehr tief greifenden Veränderungen werden der Person erst bewusst, wenn sie nicht mehr zu leugnen sind. Das ist bei Prozessen, die zur Krankheit führen, nicht anders als bei Heilungsprozessen. Oder anders ausgedrückt: So gut oder so schlecht, wie wir den Beginn und den Verlauf des Prozesses wahrnehmen, der schließlich in die Krankheit mündet und sich in Symptomen zum Ausdruck bringt, nehmen wir auch den Beginn und den Verlauf des Heilungsprozesses wahr. Doch, wie gesagt, sehr häufig stellt sich die Gewissheit, geheilt zu sein, sehr viel schneller ein als die Erkenntnis, dass man krank ist. Und das hat etwas mit dem Grad der Bewusstheit zu tun. Krank ist man meistens deshalb geworden, weil man eben nicht bewusst gelebt hat, sondern sich im Hamsterrad des Alltags abgestrampelt und dabei selbst vergessen hat. Heilung kommt, wenn man innehält und zum Anfang zurückkehrt oder zurückgeführt wird. Zum Anfang zurückzukehren, zum Nullpunkt, in den Raum des reinen Gewahrseins – das ist das Geheimnis der Heilung, denn von hier aus ist alles möglich.

Eine Frage habe ich noch …

Muss ich an diese »Methode« glauben, damit sie wirkt?

Diese Frage klingt, als sei das »Glauben« etwas, das man machen kann und das irgendwelchen Regeln folgt, wie wir sie zum Beispiel aus dem kirchlichen Glaubensbekenntnis kennen: »Ich glaube an dies (und nicht an jenes).« Hier geht es nicht um diese Art von Glauben, sondern um eine von tief im eigenen Innern kommende Überzeugung, dass *alles* möglich ist. Davon, dass der Heiler dieser Überzeugung ist, gehe ich nach allem, was bisher gesagt wurde, einfach aus. Der Patient hat allein durch die Tatsache, dass er sich zu einer Behandlung bereit erklärt hat, genügend Offenheit bewiesen – und damit kann auch für ihn alles möglich werden. Glaubensbekenntnisse sind hier unangebracht.

Kann sich der Zustand des Behandelten auch negativ verändern?

Erst wenn ein Symptom ungeteilte Aufmerksamkeit bekommt, wird es im Sinne der Quantenphysik Realität. Ob diese Realität den bisher gegebenen Zustand des ganzen Systems »negativ verändert« oder nur im rechten Licht zeigt, sei dahingestellt. Körperlich wahrnehmbaren Reaktionen wie plötzlichen Kopfschmerzen, Zittern oder einen Kloß im Hals kann man das Etikett »negative Reaktion« aufkleben, aber eigentlich machen sie nur deutlich, dass sich etwas tut. Und in dem Sinne sind sie ebenso nützlich wie das Symptom oder die Schmerzen, die den Patienten ursprünglich veranlasst haben, sich überhaupt in Behandlung zu begeben.

Wie schnell wirkt die Behandlung?

Das ist die schwierige Frage nach der Zeit, die oben schon teilweise beantwortet wurde. Ich behaupte, dass die Behandlung sofort wirkt. Wann die Wirkung allerdings spürbar wird und ob sie überhaupt spürbar wird, hängt von dem Behandelten ab und davon, wann er oder sie sich geheilt fühlt.

Kürzlich war ich in einem Vortrag, den Professor Thomas Görnitz an der TU Braunschweig vor Physikern und interessierten Laien gehalten hat. Darin merkte er an, er sei immer ein wenig amüsiert, wenn Politiker von »Quantensprüngen« sprechen und damit das meinen, was wir eigentlich alle darunter verstehen: eine plötzliche, grundlegende Veränderung, die alles bisher Gewesene in den Schatten stellt. In Wirklichkeit, so Görnitz, sei ein Quantensprung »die kleinstmögliche Veränderung« in einem System, allerdings eine, die sich fortsetzt. Und irgendwann nehmen wir dann das Resultat eines ganzen Prozesses wahr und spüren die enorme Veränderung. Aber vielleicht bringen wir die erste »kleinstmögliche Veränderung« dann gar nicht mehr damit in Verbindung. Wie gesagt, vielleicht …

Wie lange hält die Wirkung der Behandlung an?

Wenn Sie als Patient oder Empfänger einer *Behandlung* dieses Wort einmal genauer unter die Lupe nehmen, werden Sie erkennen, dass es sich vor allem auf das bezieht, was der Heiler mit seinen Händen gemacht hat. Er oder sie hat Ihnen mit der Berührung spürbare Zuwendung und ungeteilte Aufmerksamkeit gegeben und Sie so in den Raum des reinen Gewahrseins mitgenommen. Sie haben einen Vorgeschmack von den Erfahrungen bekommen, die man dort machen kann. Das ist in der Regel sehr befriedigend und hinterlässt einen bleibenden Eindruck, der meistens den Wunsch weckt, immer wieder in diesen Raum des reinen Gewahrseins zurückzukehren. Dann sollten Sie sich klarmachen, dass Sie selbst dort waren und auch jederzeit dorthin zurückkehren können. Derjenige, der Sie in diesen Raum geführt hat, vielleicht zum ersten Mal in Ihrem Leben, hat Ihnen nur einen Vorgeschmack auf etwas gegeben, das Sie auch allein erreichen können – jederzeit und in jeder Situation. Manche dieser Wegweiser stehen auch später noch zur Verfügung, andere nicht. Für die Wirkung der heilenden Information spielt es keine Rolle, ob derjenige, der anwesend war, als sie zum ersten Mal »Fleisch« wurde, auch in Zukunft körperlich anwesend ist oder nicht.

Die folgenden Kapitel enthalten Gedanken und Anregungen, die Ihnen helfen können, die einmal gekostete Glückseligkeit selbst in Ihren Alltag zu integrieren.

Und wenn ich schwer krank bin? – Gerade dann.

Und wenn ich kaum Geld habe und schwer kämpfen muss, um über die Runden zu kommen? – Gerade dann.

Und wenn ich drei Häuser habe, um die ich mich kümmern muss, und fünf Autos und einen Privatjet? – Gerade dann.

Präsenz

»Wir leben nur für den Augenblick,
in dem wir die Pracht des Mondlichtes,
des Schnees, der Kirschblüten
und bunten Ahornblätter bewundern.«

ASAI RYOI

Es ist Herbst. Noch nie habe ich die Blätter so bunt und so klar umrissen wahrgenommen wie jetzt. Jedes einzelne Blatt hat einen Rand aus Sonnenlicht. Und zwischen den Blättern bilden sich eigene Formen aus Licht und Schatten. Ich kann es mir leisten, ganz genau hinzuschauen. Ich kann mir alle Zeit der Welt nehmen, denn gerade habe ich erfahren, dass mein Zeitvertrag am Institut nicht verlängert wird. Nicht verlängert! Was jetzt?

Noch vor Kurzem hätte ich Studenten im Tutorium erklärt, dass das Gedicht, das mir jetzt durch den Kopf geht, aus dem *Ukiyo Monogatari* (»Geschichten der fließenden Welt«) stammt, dass das Genre *Kanazoshi* heißt und dass Asai Ryoi, der Mann, der es geschrieben hat, im 17. Jahrhundert lebte. Und dann hätte ich meinen andächtigen Zuhörern die Andacht ein bisschen ausgetrieben, indem ich ihnen erzählt hätte, dass Asai Ryoi früher zwar buddhistischer Priester in einem Tempel in Kyoto gewesen war, es in dem Gedicht aber gar nicht so sehr um das Meditieren an einem einsamen Ort in der Natur geht, sondern um die Aufforderung, das Leben *jetzt* zu genießen, und zwar mit allem, was es zu bieten hat. Und das waren im Japan der Edo-Zeit vor allem die flüchtigen Vergnügungen in der Stadt: die Geishas, die Schauspieler des No-Theaters, das bunte Treiben auf den Straßen und – ja, auch die Natur, aber eben anders, als wir uns das vorstellen. Ich hätte mein angelesenes Wissen vor ihnen ausgebreitet. Sie hätten mich dafür bewundert und mir vielleicht die eine oder andere Frage gestellt. Ich wäre natürlich auf die üblichen Fragen vorbereitet gewesen. Fragen nach persönlichem Geschmack oder gar eigenem Erleben wären als »unwissenschaftlich« abgewiesen worden.

Jetzt ist alles anders. Jetzt *erlebe* ich etwas, worüber ich bisher nur schlaue Vorträge gehalten habe. Jetzt habe ich plötzlich eine Ahnung von dem, was Asai Ryoi vor mehr als dreihundert Jahren durch den Kopf gegangen sein könnte. »Es ist, wie es ist«, sagt er, »und es bleibt nicht ewig. Also nimm es – jetzt – und lebe jeden

Tag, als wäre es dein letzter. Die Erfüllung wartet nicht nur im Elfenbeinturm der Wissenschaft. Wir leben nur für den Augenblick, in dem wir die Pracht des Mondlichtes, des Schnees, der Kirschblüten und bunten Ahornblätter bewundern.«

In Ausnahmesituationen wie dieser stellt sich Präsenz automatisch ein. Der Schleier der Illusion, die wir uns bezüglich unseres eigenen Lebens gemacht haben, wird plötzlich durchsichtig – und dahinter blitzt »das Echte« auf, das, was *jetzt ist*. Vorher war man meist eher nicht präsent, sondern hat sich »präsentiert«, hat sich alles Mögliche ausgedacht, um andere zu beeindrucken, hat sich sicher gefühlt, weil man sich getragen glaubte vom Netz einer großen Institution: »Ich bin an der Uni angestellt. Ich arbeite bei Daimler. Ich bin Beamter. Mein Mann ist Aufsichtsratsmitglied.« Dann zieht das Leben das falsche Netz weg. Ups, Arbeitsplatz verloren, Firma pleite, Mann mit einer anderen durchgebrannt – und man fällt ins echte Netz, ins Netz des Lebens, manche sagen auch in Gottes Hand.

Wenn der Aufprall hart genug ist, bleibt man wach – und das Wunder geschieht. Wenn nicht, geschieht das Wunder vielleicht auch, aber man nimmt es gar nicht wahr, weil man so sehr mit Jammern beschäftigt ist …

Kann man lernen, präsent zu sein?

Das fragen sich beispielsweise Schauspieler, denn wenn sie auf der Bühne nicht präsent sind, sieht der Zuschauer das sofort. Und auch für jeden, der einen heilenden Impuls weitergeben möchte, ist Präsenz eine der wichtigsten Voraussetzungen. Es gibt übrigens keinen Unterschied zwischen der Bühnenpräsenz eines Schauspielers, der Präsenz eines Lehrers vor seiner Klasse und der Präsenz eines Heilers. Präsenz bedeutet, einfach nur *da zu sein*, und zwar sowohl körperlich als auch mit *allen* Gefühlen und Gedanken.

Nehmen wir der Einfachheit halber einen Schauspieler, der in einer bestimmten Szene nur ein oder zwei Sätze zu sagen hat, aber dennoch die ganze Zeit auf der Bühne zu sehen ist. Obwohl er nicht im Mittelpunkt steht, hat er, genau wie alle anderen, dazu beizutragen, dass die »gesamte Situation stimmt«. Das heißt konkret, dass er nicht zwischendurch darüber nachdenken kann, was es heute zum Abendessen geben soll, es sei denn, dies wären Überlegungen, die seine Figur gerade anstellt. Er überlegt auch nicht ständig, wie sein nächster Satz lautet und wie das Stichwort, auf das dieser nächste Satz folgt, denn all das ergibt sich in der »echten Bühnenwirklichkeit« ja erst aus der Situation und kommt zum richtigen Zeitpunkt »ganz spontan«. Es gibt in diesem Moment nichts anderes als die gegebene Situation und das, was sie erfordert. Kein

Extra-Programm im Kopf, keine anderen Gefühle als die der Figur. Nur wache Aufmerksamkeit und Zuhausesein in der Figur. Natürlich ist eine solche Szene lange einstudiert worden, natürlich hat der Schauspieler seinen Text gelernt und natürlich wurde geprobt, bis alles »perfekt« war. Aber dann, wenn die Szene aufgeführt wird, wirkt sie wie »echtes Leben«, weil die entscheidende Zutat genau in diesem Moment hinzukommt: Präsenz.

»Aber das ist trotzdem *nur* Theater«, sagen Sie jetzt vielleicht, »das kann man doch nicht eins zu eins auf das Leben übertragen.«

Ein Theaterstück ist so lange Realität, wie es dauert. Über das eigene Leben kann man dasselbe sagen. Manche Szenen bleiben lange in Erinnerung und werden dort lebendig gehalten. Aber sicher gibt es in Ihrer wie in meiner Vergangenheit Szenen, an die Sie sich überhaupt nicht mehr erinnern können. Sie sind Nicht-Realität – so gründlich ausgelöscht, als hätte es sie nie gegeben. Können Sie sich beispielsweise noch an Ihre theoretische Führerscheinprüfung erinnern? An die mündliche Abiturprüfung in Englisch? An die erste Fünf in einer Klassenarbeit? Ich kann mich an nichts davon erinnern. Obwohl all diese Ereignisse damals sicher von sehr, sehr großer Bedeutung waren, spielen sie in meinem jetzigen Leben überhaupt keine Rolle mehr. Das Drama ist vorbei, das Stück wurde vom Spielplan genommen. Der nächste

Auftritt steht bevor. Wieder gilt es, hier und jetzt präsent zu sein.

Das Licht anknipsen

Was sehen Sie, wenn Sie morgens in den Spiegel schauen? Verschlafene Augen, Liegefalten, verwuschelte Haare ...? Und noch etwas? Vielleicht etwas Unmittelbares, das nur direkt nach dem Aufstehen da ist, nachdem der Schlaf alle sorgenvollen Gedanken weggewischt hat, die Sie sich den lieben langen Tag so machen?

Und wenn Sie sich jetzt für den Tag »stylen«, Make-up auflegen, rasieren oder was immer Sie tun, um äußerlich perfekt auszusehen, vergessen Sie nicht, das Licht anzuknipsen, das Ihre Augen von innen strahlen lässt – das Licht, das zeigt, dass hier jemand zu Hause ist: *präsent.*

Schauen Sie sich im Spiegel selbst in die Augen und sagen oder denken Sie das Zauberwort, das Ihre Augen zum Strahlen bringt. Finden Sie heraus, welches Ihr Wort ist. Ich habe mehrere.

Eines davon ist »Osterküken«. Das sind die kleinen Hühnerküken, die zur Osterzeit aus den Eiern schlüpfen. Im Naturhistorischen Museum meiner Heimatstadt kann man in der Karwoche beobachten, wie diese Tierchen aus den Eiern schlüpfen und schon kurz darauf eifrig herumlaufen und Körner picken – ein sehr eindrucksvolles Zeichen für das Wiedererwachen der Natur. Die Leute kommen in Scharen, um sich das anzuschauen, und alle sind gerührt und freuen sich. Deshalb ist »Osterküken« mein Wort gegen düstere Gedankenwolken.

Wenn ich im Laufe des Tages merke, dass ich mehr in sorgenvollen Gedanken bin als im Hier und Jetzt, als ganz bei einer Sache, kann ich davon ausgehen, dass das Licht in meinen Augen ausgegangen ist. Dann knipse ich es einfach wieder an, indem ich mein Zauberwort sage.

Wenn der Chor der Stimmen schweigt

Diese Übung habe ich während eines Retreats mit dem vietnamesischen Zen-Mönch Thich Nath Hanh gelernt. An diesem Retreat nahmen etwa vierhundert Menschen teil, die sämtliche Mahlzeiten gemeinsam in einem riesigen Zelt einnahmen. Beim Essen wurde gesprochen und mit dem Besteck geklappert, sodass ein beachtlicher Geräuschteppich entstand – das Übliche eben. Hier war es allerdings so, dass zwischendurch jemand eine Glocke anschlug, woraufhin alle vierhundert Menschen im Sprechen und Klappern innehielten – Stille –, bis die Glocke erneut angeschlagen wurde.

Keine große Sache? Dann versuchen Sie mal, eine Versammlung »sehr wichtiger« Menschen, die alle durcheinandersprechen, durch Anschlagen einer einzigen kleinen Glocke dazu zu bringen, augenblicklich ganz still zu sein. Ich vermute, es ist weniger der Klang der Glocke, der den oben beschriebenen Effekt bewirkt, als die Präsenz und innere Klarheit, mit der sie angeschlagen wird, sowie die latente Aufmerksamkeit der Menschen, die ihren Klang hören.

Probieren Sie es aus.

Dass die Präsenz eines einzigen, sehr bewussten Menschen eine erstaunliche Wirkung auf die Leistungsfähigkeit einer ganzen Gruppe haben kann, durfte ich selbst erleben, als ich Kung Fu lernte. Meine Schule war die Zweigstelle einer größeren Schule, und der Meister, der damals all diese Schulen leitete, kam zweimal im Jahr zu einem Trainingswochenende in unsere Stadt. Er machte uns klar, dass die schnellen, kraftvollen äußeren Bewegungen nur der Anfang sind, sozusagen das Programm für die »jungen Wilden«, die sich noch »austoben« müssen. Zur Meisterschaft gelangt man, so sagte er, wenn man nach außen hin ganz ruhig erscheint und sich vollkommen auf die Bewegung im eigenen Innern konzentriert. Um dies zu trainieren, sollten wir eine Stunde lang nichts weiter tun, als ganz ruhig dazustehen: in der Grundhaltung mit leicht gebeugten Knien und ein wenig vom Körper entfernt gehaltenen Armen (als hätte man je eine Orange unter den Achseln eingeklemmt). Eine Stunde? *Das ist unmöglich,* da waren wir uns alle ganz sicher.

»Wir fangen einfach an«, sagte der Meister und nahm vor uns Aufstellung. »Wer meint, dass es nicht geht, kann jederzeit aufhören.«

Es gab keine weitere Anweisung, nur das »leuchtende Beispiel« des Meisters, das allerdings nicht alle ständig vor Augen hatten. Wir waren eine sehr große Gruppe, fast hundert Leute, und es wäre nicht weiter aufgefallen, wenn sich einige aus den letzten Reihen einfach verdrückt hätten. Aber keiner wählte die Möglichkeit der Flucht. Wir blieben *alle* eine ganze Stunde lang stehen. Und anschließend waren wir *alle* nicht etwa müde und ausgelaugt, sondern voller Energie. Das ist genau dieser Quanteneffekt, der sich auch bei einer Heilsitzung einstellt: Alle daran Beteiligten fühlen sich anschließend wie neugeboren, und das Ganze ist sehr viel mehr als die Summe seiner Teile.

Und wieso ist niemand von seiner inneren Bewegung überwältigt worden, also beispielsweise von seinen Zweifeln und von Gedanken wie: »Was soll das hier überhaupt? Bin ich noch ganz dicht, mich einer solchen Tortur auszusetzen?« Das ist das eigentliche Wunder und wahrscheinlich nur damit zu erklären, dass der Meister sein reines Gewahrsein auf uns alle ausgedehnt hat. Denjenigen, die spätestens an dieser Stelle finden, dies klinge alles ein bisschen sehr heilig, sei gesagt, dass dieser Kung-Fu-Meister früher Mitglied einer ziemlich üblen Jugendbande gewesen ist – Jungs, die ihre Angst und ihre Minderwertigkeitsgefühle damit überspielten, dass sie sich betont aggressiv gaben und anderen gegenüber die Unbesiegbaren mimten –, jene »jungen Wilden« eben, von denen er uns immer erzählte.

Präsenz im Raum

Kürzlich erzählte mir jemand, warum die Japaner so weit auseinanderstehen, wenn sie sich voreinander verbeugen: Sie ehren den Raum zwischen sich. Auch wenn ich mich für die Zuverlässigkeit dieser Information nicht verbürgen kann, finde ich das Bild sehr schön: Ich ehre den Raum zwischen mir und den anderen und lasse zu, dass darin etwas entsteht, womit keiner von uns gerechnet hat. Das setzt natürlich voraus, dass ich diesen Raum der Möglichkeiten überhaupt wahrnehme und mich als darin präsent erlebe.

Zunächst ein paar Fragen:

- Empfinden Sie unmöblierte Räume als »kahl« und unangenehm, und haben Sie das Bedürfnis, sie so schnell wie möglich, »gemütlich« einzurichten?
- Oder lassen Sie den Raum mit all seinen noch nicht realisierten Möglichkeiten auf sich wirken, bevor Sie – ganz vorsichtig – Stück für Stück hineinstellen?

- Haben Sie schon einmal längere Zeit auf einer »Baustelle« gelebt, also in einem Haus, in dem eines oder mehrere Zimmer nicht benutzt werden konnten, weil sie noch nicht fertig waren? War Ihnen das unangenehm? Oder haben Sie es als abenteuerlichen Zwischenzustand erlebt?

Im Raum sein, in Verbindung sein

Stellen Sie sich vor, Sie betreten ein Lokal oder den Frühstücksraum eines Hotels, in dem noch viele Plätze frei sind, wohin setzen Sie sich dann?

- Mit dem Rücken zur Wand an eine Stelle, von der aus ich den ganzen Raum im Blick habe.
- In eine Nische, wo ich vor neugierigen Blicken geschützt bin.
- Mitten in den Raum. Ich bin gern mittendrin.
- An einen Zweiertisch. Ich brauche ja nicht mehr Platz.
- An einen größeren Tisch. Ich brauche Platz um mich herum.

Nehmen Sie einfach wahr, wie Sie sich im Verhältnis zu einem Raum verhalten, in dem Sie grundsätzlich alle Wahlmöglichkeiten haben. Bewerten Sie Ihre Wahl nicht.

Sie haben Ihren Platz im Raum gefunden und sind zufrieden. Alles ist so, wie Sie es sich vorgestellt haben.

Beobachten Sie nun, was geschieht, wenn andere Leute den Raum betreten. Wie verändert sich Ihre eigene Beziehung zum Raum, wenn andere Menschen dazukommen?

- Empfinden Sie den Raum jetzt als »lebendiger«?
- Heißen Sie die Neuankömmlinge innerlich willkommen?
- Nehmen Sie Blickkontakt zu einzelnen von ihnen auf?
- Laden Sie, wenn Sie an einem großen Tisch sitzen, andere ein, sich zu Ihnen zu setzen?
- Oder achten Sie peinlich darauf, dass Ihnen niemand zu nahekommt?
- Gibt es einzelne Menschen, zu denen Sie lieber Kontakt aufnehmen möchten als zu anderen?
- Und wenn Sie das tun, zum Beispiel durch einen Blick oder ein Lächeln, das erwidert wird, spüren Sie dann, wie eine Verbindung entsteht, manchmal quer durch den ganzen Raum?
- Und was verändert sich, wenn sich jemand hinter Sie setzt, den Sie zwar nicht sehen, aber dessen Anwesenheit Sie ganz deutlich spüren?

Bleiben Sie die ganze Zeit über wach und präsent und nehmen Sie einfach möglichst viel wahr, ohne es zu bewerten. Diese Übung können Sie in jedem öffentlichen Raum machen, wo fremde Menschen »zufällig« zusammentreffen.

Wenn Sie Übungen wie diese häufiger machen, werden Sie bald feststellen, dass eine Menschenmenge nie wirklich anonym ist. Sie besteht aus einzelnen Menschen, und wer bewusst Kontakt zu einzelnen von ihnen herstellt, während er sich durch die Menge bewegt, hat es leichter. Je häufiger Sie in einer Menge auf diese Weise präsent sind, desto selbstsicherer werden Sie, weil Sie sich als dazugehörig erleben, als Teil des Netzes, das alle trägt. Das funktioniert auch, wenn Sie es ganz eilig haben und ein bestimmtes Ziel erreichen wollen. Probieren Sie es aus, wenn Sie das nächste Mal durch eine mit wartenden Menschen gefüllte Bahnhofshalle zum Zug eilen. Rennen Sie nicht einfach mit gesenktem Kopf auf Ihr Ziel zu, sondern seien Sie sich auch des Weges bewusst. Suchen Sie sich Bezugspunkte in der Menge, einzelne Menschen, mit denen Sie kurz aber sehr bewusst in Kontakt treten. So schaffen Sie ein Netz, das Sie trägt und Ihnen kurzfristig die Energie gibt, die Sie brauchen, um schneller an Ihr Ziel zu kommen.

Und wenn es nicht klappt? Dann geschehen oft die ganz besonderen Wunder und wildfremde Menschen werden zu wahrhaft mitfühlenden Helfern. Das ist Ihnen noch nie passiert? Mir schon sehr, sehr oft, und zwar nicht nur in irgendeinem fernen Märchenland oder im Urlaub, sondern auch auf deutschen Bahnhöfen wie Köln, Berlin und Frankfurt am Main. Die mitfühlenden Fremden waren als Banker, als Versicherungsmakler, als Computerspezialist und sogar als Bischof (oder sogar Kardinal?) »verkleidet« und verhielten sich vollkommen anders, als ich es von »solchen Leuten« erwartet hätte.

Die folgenden Übungen zur Präsenz im Raum können zu zweit oder in einer kleineren Gruppe gemacht werden, und zwar in einem leeren Übungsraum, der nicht kleiner als zwanzig Quadratmeter sein sollte. Eine Person macht die Übung, die andere(n) ist/sind Beobachter und gibt/geben später Feedback.

Als derjenige, der die Übung macht, konzentrieren Sie sich ganz auf sich selbst und den Raum, nicht auf den/die Beobachter. Dennoch sind Sie sich bewusst, dass das, was Sie tun, eine Wirkung hat, die von außen wahrgenommen werden kann.

Als Beobachter beobachten Sie einfach nur, ohne zu werten und ohne dem Beobachteten eine besondere Bedeutung zu geben.

Ein Raumnetz erschaffen

Wählen Sie einen Ausgangspunkt in einer Ecke des Raumes. Die Aufgabe besteht darin, einmal durch den ganzen Raum und wieder zurück zum Ausgangspunkt zu gehen und beim Gehen ein Raumnetz zu erschaffen.

Sie haben folgende Mittel zur Verfügung, um Ihre Spuren im Raum zu hinterlassen und ihn so mitzugestalten: die Bewegung Ihres Körpers (Beine und Füße, Arme und Hände, Atem, Blicke etc.) sowie Tempo und Rhythmus – und natürlich die Fähigkeit, sich immer wieder neu zu entscheiden.

- Werden Sie sich Ihres Standpunktes bewusst. Wie stehen Sie? An welchen Stellen haben Ihre Fußsohlen Kontakt mit dem Boden? Sind die Knie locker oder durchgedrückt? Hängen die Arme locker neben dem Körper? Fühlt sich die Haltung leicht und mühelos an? ...
- Schließen Sie die Augen und atmen Sie ein paarmal ganz bewusst ein und wieder aus. Registrieren Sie auch die Pause zwischen den Atemzügen: einatmen – Pause – ausatmen, einatmen – Pause – ausatmen, einatmen – Pause – ausatmen ...
- Öffnen Sie nun die Augen und richten Sie Ihren Blick mit dem Einatmen auf einen Punkt im Raum, Ihr erstes Etappenziel. Entscheiden Sie in der Pause zwischen den Atemzügen, ob Sie schnell oder langsam auf dieses Ziel zugehen möchten, und setzen Sie Ihren Entschluss mit dem Ausatmen um.
- Am Etappenziel angekommen schließen Sie die Augen wieder, atmen ganz bewusst – einatmen – Pause – ausatmen – und öffnen sich für den Impuls, der die Richtung für den nächsten Schritt vorgibt. Drehen Sie sich um Ihre

Mittelachse, bis die Vorderseite Ihres Körpers in diese Richtung weist.

- Öffnen Sie nun wieder die Augen und richten Sie Ihren Blick mit dem Einatmen auf den nächsten Punkt im Raum, Ihr zweites Etappenziel. Entscheiden Sie in der Pause zwischen den Atemzügen, ob Sie schnell oder langsam auf dieses Ziel zugehen möchten, und setzen Sie Ihren Entschluss mit dem Ausatmen um.
- Gehen Sie auf diese Weise mit größtmöglicher Bewusstheit durch den ganzen Raum. Warten Sie an jedem Etappenziel ganz bewusst auf den Impuls für den nächsten Schritt beziehungsweise die neue Richtung. Visieren Sie dann ein neues Ziel an und entscheiden Sie sich ganz bewusst für ein Tempo und eine Gangart, bis Sie am nächsten Etappenziel angekommen sind.
- Machen Sie das so lange, bis Sie wieder am Ausgangspunkt angekommen sind.
- Nehmen Sie sich dann so viel Zeit in Stille, wie Sie brauchen, um die Wirkung dieser Übung zu integrieren, und bitten Sie den Beobachter erst dann um Feedback.
- Wenn Sie diese Übung in einer Gruppe machen, können auch zwei Personen gleichzeitig ihr Netz im Raum spinnen. Dann beginnt jeder in einer anderen Ecke des Raumes. Achten Sie jedoch darauf, dass nicht beide zur selben Zeit losgehen, sondern zeitlich versetzt, wie beim Singen eines Kanons. Der Ablauf der Übung ist genau wie oben beschrieben. Jetzt kann es allerdings vorkom-

men, dass sich Wege kreuzen und Standpunkte scheinbar nicht vereinbaren lassen – genau wie im wirklichen Leben. Wie gehen die beiden Übenden damit um? Bleiben sie präsent und bewusst oder lassen sie sich irritieren?

Die Beobachter registrieren weiterhin nur, was vor sich geht, ohne irgendetwas zu bewerten, und geben den Übenden am Ende Feedback.

Die Kraft der Gefühle

Gefühle haben eine unmittelbare Wirkung auf bestimmte Körperfunktionen, und starke Gefühle hinterlassen sogar dauerhafte Spuren in unserem Körper. Das gilt als »anerkanntes Fachwissen«, seit Wilhelm Reich (1897–1957), der Begründer der körperzentrierten Psychotherapie, in seinem Buch *Charakteranalyse* genau beschrieben hat, wie sich nicht zum Ausdruck gebrachte Gefühle in bestimmten Körperregionen festsetzen und diese negativ verändern. Aber eigentlich hat Reich nur etwas beschrieben, was schon viel länger bekannt war und man aus zahlreichen gängigen Redensarten deutlich heraushören kann: »Etwas schlägt auf den Magen oder geht an die Nieren. Das Herz bleibt vor Angst stehen. Jemand ist vom Gram gebeugt« und so weiter. Reich erklärte als Erster, wie wiederholte emotionale Verletzungen zu einer »Verhärtung des Ichs« führen sowie zur Ausbildung von Muskelpanzern und Fettpolstern, die dazu dienen, den Körper im Laufe der Zeit immer besser vor weiteren Verletzungen dieser Art zu schützen. Später fand man heraus, dass Emotionen sowohl negative als auch positive Veränderungen in *sämtlichen* Körperzellen bewirken können, weil sie einen direkten Einfluss auf die DNS haben.

In den 1990er Jahren untersuchten die amerikanischen Forscher Glen Rein, Mike Atkinson und Rollin McCraty, ob Gefühle auch dann noch Einfluss auf die DNS haben, wenn die entsprechenden Zellen nicht mehr Bestandteil eines Körpers sind. Den Versuchspersonen wurden Gewebeproben entnommen, aus denen die DNS isoliert und dann räumlich mehr oder weniger weit – in einem Fall bis zu 500 Kilometer weit – vom Spender getrennt wurde. Mit speziellen Geräten wurde anschließend überprüft, ob die isolierte DNS noch auf die Gefühle des Spenders reagierte. Den Testpersonen wurden verschiedene Filmszenen gezeigt, die starke Gefühle in ihnen hervorriefen: Angst, Abscheu, Wut, Freude etc. Das Ergebnis dieses Versuchs war eindeutig: Die isolierte DNS veränderte sich mit den unterschiedlichen Emotionen ihres Spenders, und zwar so unmittelbar und ohne jede zeitliche Verzögerung, als sei sie noch Teil seines Körpers. Daraus schlossen die Forscher: Gefühle beeinflussen unsere DNS selbst dann noch, wenn diese isoliert und weit von uns entfernt beobachtet wird.

Was sind Gefühle?

Wer sich auf die Suche nach *einer* definitiven Antwort auf diese Frage macht, erfährt, dass sich unterschiedliche Disziplinen mit dem »Phänomen der Gefühle oder des Fühlens« beschäftigen und dass manchmal auch »Gefühl« gesagt wird, wenn Begriffe wie »Sinneswahrnehmung« oder »Intuition« oder »Sensibilität« eigentlich angebrachter wären. Aus psychologischer Sicht wird zwischen Affekt, Gefühl, Emotion und Stimmung unterschieden.

Gefühl ist einer gängigen Definition zufolge das subjektive Erleben einer Emotion, das sich grundsätzlich von anderen Wahrnehmungen sowie vom Denken unterscheidet, aber in Verbindung mit allen anderen Erfahrungen auftreten kann.

Emotion (von lat. *ex* = »heraus« und *motio* = »Bewegung«) ist ein sehr komplexer seelisch-körperlicher Prozess, der durch die Wahrnehmung und Interpretation eines Objekts oder einer Situation ausgelöst wird. Der Auslöser einer Emotion ist in der Regel klar auszumachen und die Emotion selbst ist meist kurz und intensiv.

Von einem *Affekt* spricht man, wenn die Emotion eine Handlung auslöst, die nicht mehr oder nur noch sehr schwer zu kontrollieren ist. Was »im Affekt« geschieht, wird meist verurteilt und/oder mit einem negativen Werturteil bedacht.

Eine *Stimmung* wird im Vergleich zum Affekt, zum Gefühl und zur Emotion als »zeitlich länger ausgedehnt« erlebt. Sie hat eine angenehme oder unangenehme Wirkung auf unsere Art, die Welt wahrzunehmen, und »färbt« unsere Erfahrungen – im Extremfall entweder rosarot (freudvoll optimistische Stimmung) oder aber grau in grau (melancholisch) bis pechschwarz (bedrohlich). Kein Wunder also, dass vieles, womit wir uns vom Alltag ablenken – vom Lesen eines Romans bis zur sportlichen Betätigung, der Urlaubsreise oder dem stundenlangen Sitzen vor dem Fernseher –, »bewusst oder unbewusst als Strategie zur Veränderung der Stimmung« angesehen werden kann.

Welche Gefühle gibt es?

Die Antworten auf diese Frage fallen ebenfalls sehr unterschiedlich aus. Mehrere antike Philosophen, darunter Aristoteles (384–322 vor Christus), sprechen lediglich von seelischem Erleben, dessen wesentliche Kennzeichen Lust und Unlust sind. Ähnliches sagen später auch Immanuel Kant (1724–1804), Sigmund Freud (1856–1939) und Carl Gustav Jung (1875–1961), während René Descartes (1596–1650) sechs Grundgefühle unterscheidet, nämlich Liebe, Hass, Verlangen, Freude, Traurigkeit und Bewunderung. Carroll E. Izard benennt in seinem 1994 erschienenen Buch *Die Emotionen des Menschen* zehn Gefühle, die seiner Beobachtung nach auf der ganzen Welt und in jeder Kultur vorkommen: Interesse, Leid, Widerwillen, Freude, Zorn, Überraschung, Scham, Furcht, Verachtung und Schuldgefühl.

Auf der ganzen Welt? In der traditionellen chinesischen Medizin, welche die taoistische Kultur des alten China widerspiegelt, gibt es jedenfalls nur fünf Grundgefühle, die mit den fünf Elementen in Verbindung gebracht werden: Wut (Element Holz), Freude (Element Feuer), Mitgefühl/Sorge (Element Erde), Trauer (Element Metall) und Angst (Element Wasser). Das deckt sich wiederum fast genau mit den Grundgefühlen, die Daniel Goleman in seinem Buch *Emotionale Intelligenz* benannt hat: Freude, Trauer, Wut und Angst.

Offenbar ist es gar nicht so einfach, eine Liste der *wirklich* wichtigen Grundgefühle aufzustellen. Vielleicht ändert sich die Wertigkeit auch im Laufe der Zeit. Wenn ich lese, dass bei Descartes die *Bewunderung* als Grundgefühl Erwähnung findet, frage ich mich jedenfalls, warum noch niemand auf die Idee gekommen ist, *Verwirrung* zur Grundstimmung unserer Zeit zu erklären.

Der Fluss der Gefühle

Eine ganz andere Vorstellung von Gefühlen hat der Buddhismus. Dort wird prinzipiell nur zwischen angenehmen, unangenehmen und neutralen Gefühlen unterschieden. Jedes einzelne Gefühl ist wie ein Wassertropfen im großen Fluss der Gefühle und sie alle sind miteinander verbunden – die angenehmen, die unangenehmen und die neutralen und die Gefühle, die gerade aufsteigen, die aktuellen und die, die gerade wieder vergehen.

Gefühle beobachten

Stellen Sie sich vor, dass Sie am Ufer dieses Flusses sitzen und Ihre Gefühle beobachten.

- Warten Sie geduldig, bis ein Gefühl aufsteigt.
- Identifizieren Sie es als angenehmes, unangenehmes oder neutrales Gefühl.
- Finden Sie heraus, woher dieses Gefühl kommt. Geht es von irgendwo im Körper aus? Oder kommt es aus dem Geist oder der Psyche?
- Schenken Sie dem Gefühl Ihre ungeteilte Aufmerksamkeit, indem Sie es als angenehm, unangenehm oder neutral erkennen und herausfinden, ob es körperlichen oder seelisch-geistigen Ursprungs ist.

- Beobachten Sie dann, wie sich das Gefühl verwandelt und schließlich wieder vergeht.

Der Sinn dieser Übung besteht darin, Gefühle schon im Moment ihres Entstehens zu beobachten. Auf diese Weise kann man verhindern, dass sie sich heimlich, still und leise mit ihren Kollegen aus dem Fluss der Gefühle verbinden oder mit anderen Gefühlen, die schon eifrig dabei sind, irgendwo im Körper eine Blockade zu errichten.

Den Ursprung des Gefühls ausfindig zu machen – also den Punkt, an dem es aufsteigt –, ist deshalb so wichtig, weil sich hier sein eigentliches Wesen offenbart. Wenn ich beispielsweise am Morgen nach einer durchzechten Nacht mit einem unangenehm dumpfen Gefühl im Magen aufwache, kann ich dieses körperliche Gefühl in direkten Zusammenhang mit dem Alkohol bringen, den ich gestern getrunken habe. Wäre es mir gelungen, dieses unangenehme Gefühl bereits an seinem Ursprung zu beobachten, hätte ich vielleicht das eine oder andere Glas weniger getrunken und mir so diesen Kater erspart.

Schwieriger wird es beim Beobachten angenehmer Gefühle geistigen Ursprungs.

Die Verwandlung eines Gefühls beobachten

Nehmen wir einmal an, jemand hätte mir gerade ein Kompliment gemacht und damit ein angenehmes Gefühl in mir ausgelöst. Wenn ich diesem angenehmen Gefühl nun auf den Grund gehe, könnte ich zum Beispiel entdecken, dass es mit »einem Körnchen Salz« vermischt ist, weil ich ganz deutlich spüre, dass dieses Kompliment eher eine Schmeichelei war als echte Anerkennung.

Wie verwandelt sich das anfängliche Wohlgefühl durch diese Erkenntnis?

- In vorsichtige Zurückhaltung gegenüber dem Schmeichler?
- In eine Art stolzer Überlegenheit, die mich innerlich so etwas wie »So leicht lasse ich mich nicht einlullen« sagen lässt?
- In Selbstzweifel?
- Oder nehme ich es als Ermutigung, als einen Verweis auf meine Möglichkeiten, nach dem Motto: »Im Moment ist es Bauchpinselei, aber ich bin auf einem guten Weg.«

Hier geht es keineswegs darum, den Ansprüchen anderer zu genügen und deshalb nie so ganz mit sich selbst zufrieden zu sein, sondern vielmehr um das Loslassen all dessen, was das Ego aufbläht und daher nicht zu jener stillen Zufriedenheit und Klarheit führt, die alles einfach genau so sein lassen kann, wie es ist. Letztendlich spielt es überhaupt keine Rolle, ob mir irgendjemand ein Kompliment macht oder mich lobt. Was zählt, ist die Klarheit in meinem eigenen Innern. Wenn sie vorhanden ist, kann ich sowohl Lob als auch Kritik von außen annehmen und so integrieren, dass etwas Neues und Positives daraus entsteht.

Wenn wir unsere Gefühle auf diese Weise betrachten, erkennen wir recht bald, wie flüchtig und relativ sie sind. Ein Gefühl steigt auf, wir nehmen es als angenehm, unangenehm oder neutral wahr und lassen es dann wieder los oder erlauben ihm, sich in ein anderes Gefühl zu verwandeln. Natürlich haben wir alle den Wunsch, die angenehmen Gefühle möglichst lange festzuhalten und die unangenehmen möglichst schnell zum Verschwinden zu bringen oder – noch besser – erst gar nicht mit ihnen in Berührung zu kommen. Doch dieser Wunsch ist schlicht unsinnig. Er beruht nämlich auf der Vorstellung, dass Gefühle so etwas wie Bauklötze sind, die wir aus dem großen Baukasten gezielt auswählen und nach einem vorher genau ausgearbeiteten Plan aufeinanderstapeln können. »Ich hätte gern ein Schloss oder noch besser eine Burg mit Säulen und Zinnen und einer Zugbrücke. Nein, bloß keine Pechnasen! Und keine Kerker. Oder vielleicht doch? Da kommen dann die Bösen rein …« Vergessen Sie diese Vorstellung. Warum sollten ausgerechnet Gefühle fest und deutlich voneinander abgrenzbar sein, wo dies noch nicht einmal für unseren Körper gilt. Auch unseren Körper können wir uns wie einen Fluss vorstellen, in dem jede einzelne Zelle ein Wassertropfen ist. Alles ist in ständiger Bewegung und in ständigem Austausch miteinander. Genauso ist es mit den Gefühlen, und nicht anders ist es mit dem Leben überhaupt. Entweder wir geben uns hin und fließen mit, oder wir werden eben mitgeschleift und ab und zu auch mal kräftig gegen den einen oder anderen Stein geschleudert.

Gute Gefühle, schlechte Gefühle

Friedrich Nietzsche (1844–1900) war der Meinung, dass hinter allen Gefühlen Urteile und Wertschätzungen stehen, die uns als Neigungen und Abneigungen »vererbt« wurden. Demnach wären einzelne Empfindungen nicht einfach nur Wassertropfen im Fluss der Gefühle, sondern vielleicht Fische, denen unsere Eltern und Erzieher Brotstücke mit kleinen Schildern dran gefüttert haben. »Angst, schlecht«, steht da zum Beispiel drauf oder »Wut, ganz schlecht« oder »Freude, sehr gut«. Und am Ende stehen wir mit einer Angel am Fluss der Gefühle und fischen nur das Beste für uns raus. Diese Vorstellung hat den Haken, dass wir beim Fischen nicht im Fluss stehen, sondern außerhalb davon. Und die Fische, die wir da fangen, dürften auch nicht gerade die jüngsten und gesündesten sein, noch nicht einmal die, denen ein Zettel mit der Aufschrift »sehr gut« aus dem Maul hängt.

Verabschieden wir uns also einen Moment lang von der Vorstellung, dass es ausschließlich gute und ausschließlich schlechte Gefühle gibt, und betrachten *beide* Seiten der Medaille. Um dies zu illustrieren, wähle ich die Gefühle, die in der traditionellen chinesischen Medizin eine wichtige Rolle spielten, nämlich Wut, Freude, Sorge, Trauer und Angst.

Wut

Wut ist das Gefühl, das mit dem Element Holz in Verbindung gebracht wird, mit den Kräften des Frühlings, mit Wachstum und Neubeginn, Vitalität, Optimismus und Jugend. Es ist ein extrem kraftvolles Gefühl, dessen angenehme Seite sich in jugendlicher Leidenschaft und Tatkraft äußert sowie in der Fähigkeit, frischen Wind in eine Sache zu bringen. Auch die Fähigkeit, etwas ganz klar vor seinem inneren Auge zu sehen, zu planen und dann entschlossen in die Tat umzusetzen, gehört zum Element Holz und hat daher etwas mit den angenehmen Seiten der Wut zu tun. Einem Menschen mit positiver Wut-Energie gelingt es mühelos, jenen Funken zu entzünden, der unmittelbar auf andere überspringt und Begeisterung auslöst.

Die unangenehme Seite der ausgelebten Wut äußert sich in roher Gewalt und blindem Aktionismus. Das liegt vor allem daran, dass die Fähigkeit, ein Ziel ganz klar vor Augen zu sehen, getrübt ist. Blinde Wut ist zerstörerisch und verletzt denjenigen, der sie zum Ausdruck bringt, mindestens genauso wie all die Menschen, die sie trifft.

Genauso zerstörerisch ist Wut, die zurückgehalten oder verleugnet wird, weil man keine Möglichkeit sieht, sie auf angemessene Weise zum Ausdruck zu bringen. Arroganz, Zynismus, Kritik an allem und jedem, Witze auf Kosten anderer, ständiges Jammern und Klagen, Resignation und Depression sowie die Unfähigkeit, sich für die eigenen Belange einzusetzen, sind deutliche Anzeichen für nicht zum Ausdruck gebrachte Wut.

Freude

Freude ist das Gefühl, das mit dem Element Feuer in Verbindung gebracht wird, mit den Kräften des Sommers, mit Ausgestaltung und Blüte, mit einer nach oben, zum Himmel gerichteten Dynamik und mit der Fähigkeit, Geist und Körper in Einklang zu bringen. Freude wirkt sich günstig auf den ganzen Körper aus, denn wer sich freut, öffnet sich – für das Leben, für andere Menschen, für neue Erfahrungen.

Angenehm zum Ausdruck gebrachte Freude manifestiert sich in einer klaren, gut verständlichen Sprechweise und in der Fähigkeit, sich ohne großen Aufhebens an äußere Umstände anzupassen und der eigenen Intuition zu vertrauen. Und während wir oft der Ansicht sind, wahre Freude sei nur etwas für die »geistig Armen«, bringen die Chinesen Freude auch mit Intelligenz und kritischen Urteilsvermögen in Verbindung sowie mit der Fähigkeit, auch mal nichts zu sagen und sich ganz still an den kleinen Dingen zu freuen. Auch die Fähigkeit, sich nicht so wichtig zu nehmen und über harmlose Witze ebenso zu lachen wie über sich selbst, gehört zu den positiven Ausdrucksformen der Freude.

Unangenehm bringt sich Freude in Form von Hysterie, Eitelkeit, Selbstgefälligkeit und Leichtgläubigkeit zum Ausdruck sowie in der Tendenz, pausenlos zu reden, ohne zu denken.

Sorge/Fürsorge

Sorge/Fürsorge ist das Gefühl, das mit dem Element Erde in Verbindung gebracht wird, mit den Kräften des Spätsommers, mit dem Ernten, dem Aussortieren und der Kraft der Verwandlung.

Auf angenehme Weise bringt sich Fürsorge als Mitgefühl zum Ausdruck, als die Fähigkeit, sich anderen mutig und entschlossen zur Verfügung zu stellen und ihnen das zu geben, was sie brauchen und nicht das, was man selbst für »das einzig Wahre« hält (siehe Seite 81).

Die übertrieben zur Schau gestellte Fürsorge mancher Mütter und einiger professioneller Helfer hat mehr mit der eigenen Bedürftigkeit dieser Menschen zu tun als mit den Bedürfnissen derer, denen sie helfen wollen, und wird daher oft als unangenehm empfunden. Für betont fürsorgliche Menschen ist äußere Sicherheit ein ganz großes Thema, weil es ihnen an innerer Sicherheit fehlt. Deshalb klammern sie sich an die scheinbare Sicherheit der Dinge – an materiellen Besitz ebenso wie an angelesenes Wissen und Erinnerungen an die angeblich so viel bessere Vergangenheit.

Sammeln und Aussortieren sind zwei wichtige Gegensatzpaare, die mit diesem Gefühl in Verbindung gebracht werden. Das Sammeln von Dingen und die ständige Sorge darum bietet scheinbare Sicherheit, während das Aussortieren von überflüssigen Dingen und Gedanken den Freiraum schafft, in dem Verwandlung stattfinden kann.

Trauer

Trauer ist das Gefühl, das mit dem Element Metall in Verbindung gebracht wird sowie mit den Kräften des Herbstes, jener Jahreszeit, in der sich die Natur in sich selbst zurückzieht. Trauer verlangt nach Abschiednehmen, Rückzug aus der Welt und Konzentration auf das Wesentliche. Es gibt keine angenehme oder unangenehme Art, seine Trauer zum Ausdruck zu bringen. Weinen und Klagen können zwar helfen, den Schmerz zu lindern, aber die Trauer selbst ist ein stilles Gefühl, das sich im Innern des betreffenden Menschen abspielt und seine ganze Energie dorthin zieht. Deshalb sehen trauernde Menschen meist sehr blass und schwach aus.

Da Trauer in unseren modernen, auf ständiges Funktionieren ausgerichteten westlichen Gesellschaften ein eher unpopuläres Gefühl ist, versuchen viele, ihre Trauer einfach zu verdrängen und sich durch äußere Aktivitäten abzulenken. Aber das funktioniert nicht, denn wie jedes andere Gefühl will auch die Trauer gesehen und angenommen werden, bevor sie wieder geht. Wenn dies nicht geschieht, kehrt sie in regelmäßigen Abständen als Niedergeschlagenheit (Depression) wieder oder zeigt sich in einem chronischen Mangel an Lebensfreude.

Der Lohn der Trauer und des bewussten Rückzugs in die Einsamkeit ist eine erneute Verbindung mit der Lebensenergie. Nur wenn wir fähig sind, wirklich Abschied vom Alten zu nehmen und Leere entstehen zu lassen, ohne sie gleich mit irgendeinem Ersatz füllen zu wollen, kann das Neue geboren werden.

Angst

Angst ist das Gefühl, das mit dem Element Wasser (auch in Form von Eis) in Verbindung gebracht wird sowie mit den Kräften des Winters, der Zeit der Ruhe, in der das Alte bereits gestorben ist und das Neue noch nicht angefangen hat.

Zum Stichwort »Angst« fällt uns normalerweise nicht viel Positives ein, und doch ist Angst bei Gefahr ein mächtiger Schutzmechanismus, der alle Sinne schärft und den Körper veranlasst, genügend Energie für Kampf oder Flucht zur Verfügung zu stellen. Selbst der Existenzangst kann man positive Seiten abgewinnen. Hätten unsere Vorfahren keine Angst um ihr Überleben gehabt, hätten sie nicht angefangen, solide Häuser zu bauen, das Feuer zu nutzen und viele nützliche Dinge zu erfinden.

Und da sitzen wir nun in unseren sicheren Häusern, in den Autos mit Airbag und ABS, nutzen sämtliche Errungenschaften der industrialisierten Welt, sind gegen jede Unbill des Lebens versichert, haben sogar Vorkehrungen für unser Ableben getroffen – doch die Angst ist immer noch da. Sie ist sogar noch viel stärker geworden und hat im Laufe der Zeit viele Töchter bekommen: Flugangst, Prüfungsangst, Platzangst, Einschlussangst (Klaustrophobie) und noch viele andere, ja sogar die Angst vor der Angst. Mehr Sicherheit ist also offenbar kein wirksames Rezept gegen die Angst.

In allen Religionen ist Existenzangst das Gegenteil von Glauben, Vertrauen und Liebe. Nach Augustinus entsteht Angst durch die Trennung von Gott. Trennung von Gott – das klingt nach Sünde und wird in Zusammenhang mit Angst nicht gern gehört, denn die Erinnerung an die Angst vor der Hölle oder dem Fegefeuer, mit denen jenen in der Kirche gedroht wurde, die gesündigt hatten, ist bei vielen älteren Menschen noch sehr wach.

Auch der dänische Theologe und Philosoph Søren Kierkegaard (1813–1855) bringt in seinem Essay »Der Begriff Angst« Angst und Sünde zusammen, doch bei ihm wird die Angst zum Motor der Freiheit. Durch seinen persönlichen »Sündenfall« (damit kann alles gemeint sein, was jemanden aus seinem persönlichen Paradies vertreibt) erkennt der Mensch, welche Möglichkeiten er hat, sein Leben völlig neu auszurichten. Und wie reagiert er auf diese Wahlfreiheit? Mit Angst. Damit, dass er aus den unendlich vielen Möglichkeiten, die sich ihm bieten, die sicheren wählt, die konkreten, berechenbaren, überschaubaren. Die Angst, sagt Kierkegaard, könne man mit einem Schwindel vergleichen, der aufkommt, wenn man in einen gähnenden Abgrund schaut. Man muss aber gar nicht dort hinunterschauen, sondern könnte einfach zulassen, dass etwas Neues entsteht, was man sich in seiner eigenen Endlichkeit niemals hätte vorstellen können. Der Mensch, so Kierkegaard, ist eine Synthese aus Seelischem und Körperlichem, die aber nur zustande kommt, »wenn sich die beiden Teile zu einem Dritten vereinen«. Dieses Dritte ist der Geist. Der Geist hat Angst, aber er kann die Angst auch überwinden. Und die größte Angst, die wir haben, ist die Angst vor dem Tod. Sie zu überwinden ist das letzte Ziel jeder Meditation.

Tod

»Nicht der Tod ist die Tragödie des Lebens, sondern das, was in uns stirbt, während wir noch am Leben sind.«

NORMAN COUSINS

»Wovor hast du Angst, vor dem Tod?« Diese Frage hörte ich vor etwa zwanzig Jahren so gut wie täglich. Damals war ich als Mitglied eines Feldforschungsprojektes in den indischen Bundesstaaten Rajasthan und Gujarat, unterwegs mit altersschwachen Bussen, auf dem Motorrad und im offenen Jeep. Meistens ging es quer durch die Wüste, manchmal auf schmalen Serpentinen ins Gebirge. Wann immer ich angesichts der Fahrzeuge und der Straßen ein bisschen ängstlich dreinschaute, stellte mir irgendjemand, von einem Ohr bis zum anderen grinsend, diese Frage: »Wovor hast du Angst, vor dem Tod?«

»Ja, natürlich, aber wir fahren trotzdem«, sagte ich dann und lachte mit.

Ich lebe noch, und wann immer ich heute vor der Entscheidung stehe, ob ich ein Risiko eingehen soll oder nicht, erinnere ich mich an diese Frage: Wovor hast du Angst, vor dem Tod?

So seltsam es Ihnen vielleicht vorkommen mag, ich finde diese Frage sehr beruhigend, und zwar einfach deshalb, weil hier etwas ausgesprochen wird, was man hierzulande höchst selten zu hören bekommt: Nichts ist gewisser als der Tod, und er kann nicht nur jederzeit kommen, sondern ist unser ständiger Begleiter. Er ist nicht (nur) der Sensenmann, der uns irgendwann in ferner Zukunft niedermäht, wenn wir alt und gebrechlich sind. Er ist vielmehr der große Wandler, der uns auf Schritt und Tritt begleitet und alles immer wieder verändert. Doch das wollen wir nicht sehen. Wir haben Angst vor dem Tod. Wir wollen nichts mit ihm zu tun haben und ignorieren ihn lieber, als uns jeden Tag aufs Neue klarzumachen, wie unglaublich fragil und vergänglich unser Leben ist. Deshalb wird uns genau das manchmal klargemacht!

Den Tod kennenlernen

Zu manchen Zeiten gibt uns der Tod Gelegenheit, ihm aus ganz geringer Entfernung ins Gesicht zu schauen, zum Beispiel, wenn wir mit der Diagnose einer lebensbedrohlichen Krankheit konfrontiert werden. In *Das tibetische Buch vom Leben und vom Sterben* erzählt Sogyal Rinpoche eine Geschichte, die mich sehr beeindruckt hat. Eine Amerikanerin, der man gerade eine solche Diagnose gestellt hat, kommt zu Dudjom Rinpoche, einem tibetischen Meister, und sagt: »Mein Arzt hat mir nur noch einige Monate gegeben. Können Sie mir helfen? Ich sterbe.« Der Rinpoche lächelt gütig und mitfühlend und sagt: »Wissen Sie nicht, dass wir alle sterben?« Das klingt grausam, aber es ist wahr – unausweichlich. Und diese Frau war offenbar in der Lage, sich dem Unausweichlichen zu stellen. Als sie die Gewissheit ihres Todes anzunehmen gelernt hatte, fand sie auch zu jener Entschlossenheit, die nötig war, um die Heilpraxis durchzuführen, die der Rinpoche sie lehrte, und wurde geheilt.

Welche Heilpraxis das war, wollen Sie wissen? Ich weiß es nicht, denn Sogyal Rinpoche schreibt nichts darüber, aber sicher ging es vor allem darum, die grundlegende Verbindung zwischen Leben und Tod zu begreifen und zu einer neuen Einstellung dem eigenen Leben gegenüber zu gelangen. Das ist übrigens keine exklusiv buddhistische Praxis. Da wir alle sterben müssen, haben sich Menschen zu allen Zeiten und in allen Kulturen mit dem Tod auseinandergesetzt.

Memento mori, »Denke daran, dass du sterben musst« – dieser Spruch wurde den römischen Feldherrn ins Ohr geflüstert, wenn sie auf dem Höhepunkt ihrer Karriere im Triumphzug durch die Stadt zogen. Er bedeutet: Jetzt bist du ganz oben und fühlst dich unbesiegbar wie ein Gott, aber der Ruhm ist ebenso vergänglich wie dein Leben. Also nutze den Tag *(carpe diem)* und suche das, was unvergänglich ist.

Das Gewahrsein des Todes, der eigenen Vergänglichkeit ist also keineswegs etwas, das nur ältere Menschen angeht. Im Gegenteil, es sollte eine regelmäßige Beschäftigung für uns alle sein, vor allem für die Jungen, die Dynamischen, die Erfolgreichen, denn sie haben genug von jenem Mut und jener Entschlusskraft, die es braucht, um sich mit dem Tod auseinanderzusetzen.

In der *Katha-Upanischad* stehen sich der ideale Schüler (ein Teenager) und der ideale Lehrer (Yama, der Gott des Todes) gegenüber. Nachiketa, der Schüler, besitzt *Shraddha*, jene entschlossene Ernsthaftigkeit und jenen tiefen Glauben, die ihn veranlassen, die Religion wirklich wichtig zu nehmen und nicht nur ihre äußeren Regeln zu beachten. Er ist ein jugendlicher Rebell, der unter dem Mantel der Selbstgefälligkeit das Eigentliche entdecken will. Darüber streitet er sich mit seinem Vater, der soeben seinen ganzen Besitz verschenkt hat, um sich religiöse Verdienste zu erwerben. Der Sohn stellt all das in Frage. Was soll es nützen, Dinge zu verschenken, die ohnehin nichts wert sind (»Kühe, die zu alt sind zum Milchgeben«)? Und um seinen Vater eine echte Antwort zu entlocken, fragt er schließlich provozierend: »Wem willst du mich darbringen?«

»Dem Tode schenke ich dich!«, erwidert der Vater wütend. (Katha-Upanishad 1.4)

Und Nachiketa ergreift die Gelegenheit und geht zu Yama, dem König des Todes, um ihm seine Fragen zu stellen: Wer bin ich? Was stirbt? Was bleibt?

Wo könnten diese Fragen mehr Sinn machen als im Angesicht des Todes?

Doch so einfach ist es nicht, Yama eine Antwort zu entlocken. Er lässt Nachiketa warten, verspricht ihm die Erfüllung all seiner irdischen Wünsche und versucht ihn auf alle möglichen Arten abzulenken, aber der junge Mann bleibt hartnäckig. Er will nur eines, dass Yama seine Zweifel zerstreut und ihm Antwort auf seine Frage gibt: »Bleibt ein Mensch nach dem Tode am Leben oder nicht?« (Katha-Upanishad 1.29)

Schließlich bekommt Nachiketa die Unterweisung, um die er gebeten hat, und die Antwort auf seine Frage: Es gibt das getrennte Ego und den unteilbaren *Atman*, das wahre, unsterbliche Selbst. Dieses Selbst ist ewig und allwaltend. Es ist die Sonne, der Wind, das Feuer, der Fisch, die Pflanze, der Berg, der Fluss. »Es wohnt in den Menschen, in den Göttern, in der Wahrheit.« (Katha-Upanishad 2.2) Es ist das, worin sich *Brahman* zum Ausdruck bringt, »das Unsterbliche, das den ganzen Kosmos erhält und über das keiner hinausgehen kann.« (Katha-Upanishad 2.8) *Atman* und *Brahman* sind eins, und *Atman*, das wahre Selbst, erschließt sich, wenn man »sich über *Ich* und *Mich* und *Meines* erhebt«. »Wenn alle Knoten, die das Herz einschnüren, gelöst sind, wird das Sterbliche unsterblich.« (Katha-Upanishad 3.13,15)

Loslassen

Sich »über *Ich* und *Mich* und *Meines*« erheben, »alle Knoten, die das Herz einschnüren«, lösen? Das soll uns die Angst vor dem Tod nehmen? Ja, so ist es! Denn, ob Sie es glauben oder nicht, wir haben mehr Angst vor der Auflösung unseres Egos als vor dem Tod.

Mit dem Tod betreten wir zum vorerst letzten Mal jenen Raum, der jenseits von Zeit und Raum liegt, die Unendlichkeit, den Raum des reinen Bewusstseins. Hier lassen wir unsere alte Haut zurück, um diesen Raum irgendwann in einer neuen Gestalt wieder zu verlassen. Wir haben das schon oft geübt, immer wieder, ein Leben lang.

Am Anfang ging es noch sehr leicht – damals, als wir Kinder waren. Da waren wir geradezu begierig darauf, unser altes Leben ständig hinter uns zu lassen: die Kleider, die plötzlich viel zu klein waren; das Spielzeug, das irgendwann »einfach peinlich baby« war; die Schulhefte aus der Grundschule, die ersten Liebesbriefe, die Seminararbeiten aus dem Studium …

Halt, Moment mal!

Oh, Entschuldigung, die Seminararbeiten haben Sie also noch? Die Liebesbriefe auch, und die tollen Aufsätze aus der Grundschule natürlich auch …

Ja, die sollen meine Enkel mal lesen und sich ein Beispiel daran nehmen!

Sehen Sie, so einfach ist das gar nicht mit dem Loslassen. Und dennoch sollten Sie es versuchen. Nicht nur, weil das letzte Hemd keine Taschen hat, sondern auch, weil uns die ganzen Geschichten der Vergangenheit daran hindern, dem Leben seinen Lauf zu lassen und uns selbst als Teil des Lebensflusses zu erleben.

Soll ich also die ganzen Erinnerungsstücke wegwerfen?

Was für eine schwierige Frage. Werfen Sie das weg, wovon Sie sich leicht trennen können, weil es keine Bedeutung mehr für Sie hat. Alles andere bleibt ohnehin da, weil Sie es innerlich nicht loslassen können. Wie sonst wäre es möglich, dass viele Menschen bis zu ihrem Lebensende den Häusern nachtrauern, in denen sie als Kinder gelebt haben (vor allem, wenn diese durch Krieg, Vertreibung oder Erbstreitigkeiten abhandengekommen sind)?

Fragen Sie sich immer wieder, wie leicht es Ihnen fällt, Ihre Vergangenheit ohne Bedauern, Wehmut und Nostalgie hinter sich zu lassen und »heiter Raum um

Raum zu durchschreiten«, wie Hermann Hesse so schön sagt. Denn je leichter Ihnen dies während Ihres Lebens gelingt, desto leichter wird es werden, wenn Sie diese Erde einst verlassen müssen. Der Tod ist nur ein Übergang in einen anderen Raum. Eine Gestalt wird abgelegt, eine andere angenommen. Das Ego bleibt dabei auf der Strecke, der *Atman* lebt weiter – ewig.

Was bleibt übrig?

Ziehen Sie sich mit einem Stift und einem Blatt Papier in eine ruhige Ecke zurück. Schreiben Sie zehn Dinge auf, die Ihr Ego aufbauen und die Sie gern erwähnen, wenn Sie aufgefordert werden, sich selbst darzustellen. Schreiben Sie in ganzen Sätzen und beginnen Sie jeden dieser Sätze mit »Ich bin …« oder »Ich habe …«. Zum Beispiel:

Ich bin Filialleiter einer Bank.
Ich bin Mutter/Vater.
Ich bin 1,80 Meter groß.
Ich habe lange, blonde Haare.
Ich bin Heiler.
Ich bin Vegetarier.
Ich bin Nichtraucher.
Ich bin Frau/Mann.
Ich habe ein Haus.

Ich habe ein Auto.
Ich habe einen Hund.
Ich bin ein Befürworter von ...
Ich habe etwas gegen ...
Ich hatte damals einen NC von 1,7.
Ich habe mir mit meiner eigenen Hände Arbeit viel geschaffen.
Ich bin hochspirituell.
Ich habe alles Unwesentliche hinter mir gelassen.
Ich bin dem Tod schon mehrmals von der Schippe gesprungen.

Fertigen Sie Ihre ganz persönliche Liste an und streichen Sie dann alle Aussagen, auf die Sie verzichten können, mit einem dicken Filzstift durch. Achten Sie darauf, wie schwer oder leicht Ihnen das fällt.

Was bleibt am Ende übrig? Nichts? Oder das Selbst, das nichts von alldem braucht, um sich zu definieren?

Was in uns stirbt, während wir noch am Leben sind ...

Das Selbst, das nichts von alldem braucht? Heißt dies, dass wir uns alles abschminken müssen? Sollen wir etwa wie Asketen leben und uns überhaupt nichts mehr gönnen? Nein, es heißt genau das Gegenteil.

Es bedeutet, jeden Tag, jede Stunde und jede Minute ganz bewusst zu leben und sich auch immer wieder ganz bewusst von Dingen, Menschen und persönlichen Errungenschaften zu verabschieden. Dann wird es uns wohl kaum passieren, dass wir eines Tages vor dem Scherbenhaufen eines Lebens stehen, in dem alle Wünsche und Sehnsüchte still und heimlich gestorben sind. Dann müssen wir auch nicht über angeblich verpasste Chancen trauern, denn wir haben einige der Chancen, die sich uns geboten haben, ergriffen und andere eben nicht. Kein Drama!

Natürlich kann man immer alles Mögliche »falsch« machen. Schließlich leben wir in einer Welt der Dualität, die sich dadurch auszeichnet, dass man sich pausenlos entscheiden muss. Tue ich dies oder das? Und wenn ich dies tue, muss ich jenes lassen. Ja, genau so ist es! In dem Moment, in dem wir uns für etwas entscheiden, entscheiden wir uns auch gegen etwas. Wenn die Entscheidung gefallen ist, gehen die Dinge ihren Gang.

Man hätte es auch anders machen können. Ja!

Man hätte auch endlos über die richtige Entscheidung nachgrübeln und sich hinterher ein Leben lang Vorwürfe machen können, dass man so und nicht anders entschieden hat. Nein!

Der Raum des reinen Gewahrseins

»Treibe das Leersein bis zum Äußersten und
bewahre die Stille unerschütterlich:
Die abertausend Geschöpfe ringsum
entfalten sich …«

LAO TSE, *Tao Te King,* 16. Spruch

Im Raum des reinen Gewahrseins ist *alles* möglich. Hier können wir beobachten, wie sich aus dem Nichts eine völlig neue Schöpfung entfaltet. Hier sind wir mitten im Meer der Möglichkeiten. Doch wie kommen wir dorthin? Wie erreichen wir jenen Zustand der entspannten Aufmerksamkeit, in dem wir ohne jeden Zweifel wissen, dass wir reines Bewusstsein *sind,* weil wir es erleben?

Nach allem, was wir bis jetzt erfahren haben, gelingt uns dies nicht, indem wir noch mehr lesen, noch mehr lernen, noch mehr benennen und erklären, sondern vielmehr, indem wir loslassen, in die Stille gehen und die Welt sich selbst erklären lassen. In diesem Sinne werde ich in diesem Kapitel nichts erklären, sondern Ihnen ausschließlich Übungen anbieten.

Gern würde ich hier noch ein paar vollmundige Versprechen anschließen, zum Beispiel: »Diese Übungen werden Ihr Leben verändern. Damit werden Sie garantiert erleuchtet. Wenn Sie diese Übungen machen, werden Sie imstande sein, jede Krankheit zu heilen – und als Nebenwirkung auch noch selbst glücklich, erfolgreich und kreativ werden. Ach, und die Wünsche habe ich vergessen. Ihre Wünsche werden sich natürlich auch alle erfüllen.«

Und wenn Sie mir später einen Brief schreiben und sich beschweren, dass ich zu viel versprochen habe, würde ich Ihnen ebenso gern viele schlaue Erklärungen dafür liefern, warum es so, wie Sie es gemacht haben, überhaupt nicht klappen konnte.

Es kann aber klappen! Es klappt sogar garantiert, sobald Sie erkennen, dass all diese »Wunder« nur eine Nebenwirkung der Bewusstwerdung sind. Was ich Ihnen hier anbiete, sind Hilfsmittel auf dem Weg dorthin.

Den eigenen Atem beobachten

Setzen Sie sich an einem Ort, wo Sie eine Weile ungestört sind, so auf einen Stuhl oder auf den Boden, dass sich Ihre Wirbelsäule mühelos von allein aufrecht hält. Im Sitzen auf einem Stuhl klappt dies in der Regel am besten, wenn Sie auf der vorderen Hälfte der Sitzfläche Platz nehmen und darauf achten, dass beide Füße mit der ganze Sohle auf dem Boden stehen. Doch wie auch immer, die Regeln sind weniger wichtig als Ihr Gefühl. Die Haltung ist dann gut, wenn Sie bequem sitzen und dabei ganz wachsam sein können.

Schließen Sie die Augen und atmen Sie mehrmals tief ein und aus, um alles loszulassen, was Sie im Moment beschäftigt.

Atmen Sie dann ganz normal weiter, aber eben nicht unbewusst und nebenbei wie sonst, sondern indem Sie Ihre ganze Aufmerksamkeit auf Ihren Atem richten.

- Führt dieses bewusste Beobachten dazu, dass Sie Ihren Atem kontrollieren, dass Sie ganz bewusst anders atmen als sonst? Wenn ja, geben Sie die Kontrolle auf. Lächeln Sie sich selbst zu und atmen Sie weiter.
- Wo spüren Sie Ihren Atem am deutlichsten? An der Nasenspitze, an den Nasenflügeln, im oberen Teil des Brustkorbs; im unterenTeil des Brustkorbs, wo das Zwerchfell liegt; im Bauch, in den Flanken?

- Lenken Sie Ihre Aufmerksamkeit dorthin und beobachten Sie das natürliche Kommen und Gehen des Atems. Und die Pausen. Beobachten Sie auch die Pausen zwischen Kommen und Gehen.
- Können Sie einen einzigen Atemzug von Anfang bis Ende beobachten – vom ersten Impuls, der zum Einatmen führt, bis zu seinem Verschmelzen mit der Umgebung nach dem Ausatmen?
- Können Sie den Atemzug in all seinen Phasen beobachten, ohne diese zu benennen?
- Oder fällt es Ihnen leichter, bei der Sache – dem Beobachten des Atems – zu bleiben, wenn Sie die einzelnen Phasen benennen: Impuls – einatmen – Pause – Impuls – ausatmen – Verschmelzen des Atems mit der Umgebung? Dann können Sie es erst mal so machen und die Benennungen später weglassen.
- Vielleicht merken Sie nach einer Weile, dass Sie mit Ihrer Aufmerksamkeit nicht mehr beim Atem sind. Vielmehr gehen Ihnen schon seit einer ganzen Weile irgendwelche Gedanken durch den Kopf. Macht nichts. Gut, dass Sie es gemerkt haben. Lenken Sie Ihre Aufmerksamkeit einfach sanft zu Ihrem Atem zurück.
- Und wenn es wieder nicht gelingt, einen Atemzug von Anfang bis Ende zu beobachten? Egal. Lassen Sie sich nicht beirren. Fangen Sie einfach wieder von vorn an.

Das lerne ich nie. Ich kann meine Gedanken nicht einfach abschalten. Sie kommen von ganz allein.

Genau so ist es. Gedanken kommen von ganz allein. Sie führen sozusagen ein Eigenleben. Und indem Sie das erkannt haben, haben Sie bereits eine Menge gelernt. Gedanken kommen, und wenn wir sie nicht weiter beachten, gehen sie wieder. Keine große Sache, außer wir selbst machen ein Drama daraus. Das Drama entsteht, sobald wir unsere Gedanken weiterspinnen. Das Wort sagt eigentlich schon alles: Wir spinnen aus einem einzigen Gedanken ein riesiges Netz, in dem wir uns buchstäblich vom Hölzchen aufs Stöckchen hangeln und natürlich immer weiter weg vom gegenwärtigen Moment.

Das ist Zeitverschwendung. Während ich untätig hier rumsitze, könnte ich schon fünf wichtige Telefongespräche geführt und damit vielen Menschen wirklich geholfen haben.

Wow, was für ein Drama! Der denkende Geist mag es gar nicht, wenn er merkt, dass er ruhiggestellt werden soll. Also tut er alles, um sich wichtig zu machen. Fünf Telefongespräche in gefühlten fünf Stunden, die in Wirklichkeit vermutlich nicht einmal fünf Minuten dauern. Beachtlich! Lächeln Sie Ihrem denkenden Geist freundlich zu und bleiben Sie einfach sitzen.

Dazu habe ich keine Meinung

Haben Sie diesen Satz schon einmal gesagt? Oder glauben Sie wie die meisten »aufgeklärten« Zeitgenossen, zu allem und jedem eine Meinung haben zu müssen? Dann versuchen Sie es mal mit dieser Übung.

- *Hören Sie sich selbst genau zu und registrieren Sie, wie oft Sie Sätze sagen, die mit »Ich bin der Meinung, dass ...; Ich finde ...; Meiner Ansicht nach ...; Soweit ich informiert bin ...; Ich habe aber gelesen, dass ...; Neueste Forschungen haben ergeben ...« beginnen. Aber wenn ich sage, was »neueste Forschungen« ergeben haben, ist das doch nicht meine Meinung. Nicht? Sie geben aber doch vermutlich nur das wieder, was Ihre Meinung bestätigt, oder nicht?*
- *Enthalten Sie sich sämtlicher Kommentare über was auch immer.*
- *Geben Sie keine Erklärungen zu Entscheidungen ab, die Sie bereits getroffen haben.*
- *Fragen Sie andere nicht nach deren Meinung zu einem eigenen Vorhaben, das Sie innerlich schon längst entschieden haben. Und das gilt eigentlich für all Ihre Vorhaben. Wenn Sie aufmerksam sind und wirklich genau hinspüren, werden Sie es merken. Wenn wir die Meinung anderer einholen, wünschen wir uns eigentlich nur, dass sie uns im dem bestätigen, was wir uns vorgestellt haben. Und wenn sie uns nicht bestätigen, holen*

wir eben noch andere Meinungen ein, bis wir genügend Bestätigung für das gesammelt haben, was uns in den Kram passt.

- *Lassen Sie sich weder von den positiven noch von den negativen Kommentaren irritieren, die andere Menschen über Sie abgeben. Nehmen Sie alles zur Kenntnis, beobachten Sie die Gefühle, die dadurch in Ihnen ausgelöst werden, aber reagieren Sie nicht darauf – jedenfalls nicht sofort, also reflexartig.*
- *Verabschieden Sie sich von der Vorstellung, um jeden Preis recht haben zu müssen oder stets den Beifall anderer zu bekommen.*
- *Reden Sie allgemein weniger und beobachten Sie mehr. Der alte Rat »Erst denken, dann reden« ist nur dann brauchbar, wenn in Ihrem Kopf nicht ständig die immer gleichen, alten Gedanken kreisen und Sie die Antworten auf sämtliche Fragen nicht bereits als Konserven im Gedankenregal stehen haben. »Erst wahrnehmen, dann still sein, dann reden« wäre das bessere Rezept.*
- *Achten Sie einmal ganz bewusst darauf, wie oft Sie mit Nachdruck sprechen, also im Brustton der Überzeugung. Wie laut werden Sie dabei? Welche Wirkung hat diese Art zu sprechen auf Sie selbst?*

Manche Worte sind schwer und dicht wie Betonklötze, und je überzeugender sie vorgebracht werden, desto größer und schwerer werden sie. Einmal ausgesprochen stehen sie im Raum und engen nicht nur diejenigen ein, an die sie gerichtet sind, sondern auch und vor allem den, der sie ausspricht. Mit unseren Meinungen und Urteilen über andere und die Welt zementieren wir nämlich unsere eigene, endliche Realität und verbauen uns so buchstäblich den ganzen freien Raum, in dem sich das Neue und Unerwartete entfalten kann.

Körperwahrnehmung

Suchen Sie sich einen ruhigen Ort, wo Sie eine Zeit lang ungestört sind. Setzen oder legen Sie sich dorthin. Ob Sie diese Übung im Sitzen oder im Liegen machen, spielt keine Rolle. Wichtig ist, dass Sie es bequem genug haben, um sich längere Zeit mühelos konzentrieren zu können.

Schließen Sie dann die Augen und atmen Sie mehrmals tief ein und aus. Lassen Sie alles los, was Sie im Moment beschäftigt.

- Richten Sie Ihre Wahrnehmung zunächst auf Ihren rechten Fuß. Wenn Sie sitzen, spüren Sie, wie dieser Fuß auf dem Boden steht. Wo liegt er auf? Haben alle Zehen Kontakt zum Boden? Wenn Sie (auf dem Rücken) liegen, nehmen Sie wahr, ob der Fuß nach außen oder nach innen fällt. Oder haben Sie die Knie gebeugt und die Füße aufgestellt?
- Spüren Sie, wo die Haut eher dick und rau ist und wo eher weich und dünn?

- Fühlt sich der Fuß eher warm an, vielleicht sogar heiß? Oder ist er kalt?
- Ist die Haut trocken oder eher feucht?
- Spüren Sie so intensiv wie möglich in Ihren rechten Fuß hinein. Richten Sie Ihre ganze Aufmerksamkeit auf Ihren rechten Fuß.
- Wenn Sie anfangs Schwierigkeiten haben, die Aufmerksamkeit konstant bei Ihrem rechten Fuß zu halten, wackeln Sie ein bisschen mit den Zehen.
- Bleiben Sie mit Ihrer Aufmerksamkeit so lange in Ihrem rechten Fuß, bis Sie ihn ganz deutlich und in allen Einzelheiten spüren.
- Spüren Sie auch, was sich unter der Haut Ihres Fußes abspielt? Spüren Sie auch die Muskeln, die Sehnen, die Knochen, die Gelenke, das Blut, das durch die vielen Adern fließt – erst durch die größeren, dann durch die immer kleineren bis in jede Zehenspitze?
- Wenn Sie sich nach einer Weile Ihrem linken Fuß zuwenden, werden Sie feststellen, dass es Ihnen von Anfang an viel leichter fällt, die Aufmerksamkeit in diesem Körperteil zu halten. Das liegt nicht nur daran, dass Sie jetzt schon mehr Übung haben, sondern auch daran, dass sich die Aufmerksamkeit oder Bewusstheit, die Sie in den rechten Fuß geschickt haben, bereits auf den linken ausgedehnt hat.
- Das Gleiche können Sie anschließend mit Ihren Händen und Fingern machen, mit den Ellbogen und den Schultern, den Knien und den Hüften und dann mit den

Ohren, den Augen, den Nasenflügeln, den Lippen, und so weiter.

Es ist nicht nötig, bei dieser Wahrnehmungsübung eine ganz bestimmte Reihenfolge einzuhalten, wie man dies häufig in Anleitungen zu bestimmten Entspannungsübungen liest. Oder anders ausgedrückt: Es geht nicht darum, ein bestimmtes Programm in einer vorgegebenen und damit immer gleich reproduzierbaren Weise »abzuarbeiten«, bis es sozusagen automatisch, also unbewusst abläuft. Im Gegenteil. Unser Ziel ist Bewusstheit, und die erreicht man eben nicht durch das Automatisieren von Abläufen, sondern eher durch geduldiges Erspüren.

Lassen Sie Ihre Wahrnehmung also einfach in ähnlicher Weise durch Ihren Körper wandern, wie Sie sich selbst in der Übung »Ein Raumnetz erschaffen« (Seite 112) durch den Raum bewegt haben.

- Nehmen Sie sich einen einzelnen Bereich Ihres Körpers vor.
- Schicken Sie Ihre ganze Aufmerksamkeit dorthin.
- Spüren Sie diesen Bereich klar und deutlich und in möglichst vielen Einzelheiten.
- Warten Sie dann auf den Impuls, der Sie zum nächsten Bereich führt. (Das ist bei Bereichen, zu denen es ein Gegenstück auf der anderen Körperseite gibt, häufig dieses Gegenstück, aber das muss nicht immer so sein.)

- Begeben Sie sich mit Ihrer Aufmerksamkeit zum nächsten Bereich, und so weiter.

Bei dieser Übung machen Sie zunächst vor allem die Erfahrung, dass Sie sich Ihres Körpers normalerweise nicht bewusst sind. Ich wage sogar zu behaupten, dass sich die meisten Menschen erst dann einzelner Bereiche ihres Körpers bewusst werden, wenn diese sich mit Schmerzen zu Bewusstsein bringen. So ist es bei Ihnen nicht? Dann machen Sie doch einfach mal folgende Übung:

Ich lese ein Buch

Werden Sie sich jetzt, in diesem Moment, möglichst vieler Details Ihres Körpers bewusst. Wenn Sie sitzen, nehmen Sie zum Beispiel wahr, wie viel und welche Art von Kontakt Ihre Oberschenkel mit der Sitzfläche des Stuhls, Sessels oder Sofas haben. Stehen Ihre Füße beide auf dem Boden? Oder haben Sie die Beine übereinandergeschlagen? Wenn ja, liegt das rechte über dem linken oder das linke über dem rechten Bein?

Halten Sie das Buch mit einer Hand oder mit beiden? Nehmen Sie wahr, wie unterschiedlich sich die einzelnen Bereiche des Buches anfühlen: die Kanten am Buchrücken und am Beschnitt, der Einband, die Seiten? Wie riecht das Buch?

Wie halten Sie den Kopf, während Sie es lesen? Wie nah halten Sie es vor Ihr Gesicht oder wie weit weg?

Wenn Sie im Liegen lesen, können Sie zum Beispiel wahrnehmen, auf welcher Seite Sie liegen, welche Zonen Ihres Körpers Kontakt zu der Unterlage haben, wie stark die Unterlage unter Ihrem Gewicht nachgibt, wie Sie den Kopf mit dem Arm oder den Armen (wenn Sie auf dem Bauch liegen) abstützen, und so weiter.

Versuchen Sie, so viele Details wie möglich wahrzunehmen.

Ist dies die Art von Bewusstheit, mit der Sie Ihren Körper die meiste Zeit wahrnehmen? Vermutlich nicht, und das ist auch kein Wunder. Schließlich haben wir im Alltag so viel zu tun und zu beachten, dass wir gar nicht ständig in dieser Weise bewusst sein können. Dennoch: Wären wir uns auch nur eine Minute pro Stunde (das sind 1,6 Prozent unserer wertvollen Zeit) *wirklich* unseres Körpers (etwa unserer momentanen Körperhaltung und unserer Atmung) bewusst, würde sich eine Menge verändern.

Endorphine oder was?

Wir sind Pächter eines Schrebergartens in einem Landschaftsschutzgebiet, also relativ weit von der nächsten größeren Siedlung entfernt. Dort halte ich mich bevorzugt zu Zeiten auf, in denen die Anlage mehr oder weniger menschenleer ist, und an dem Tag, von dem ich hier erzähle, war außer mir überhaupt niemand da. Zwei Wochen zuvor hatte ich einen Baum beschnitten und heute sollte der Baumschnitt durch den Schredder geschickt werden. Die Äste waren meiner Einschätzung nach nicht so dick, dass man Handschuhe für diese Arbeit gebraucht hätte. Meine Einschätzung, wie gesagt! Leider hatte ich nicht in Betracht gezogen, dass Schredder manchmal ihren eigenen Willen haben. Dieser hatte jedenfalls etwas gegen einen bestimmten Ast und spuckte ihn wieder aus, und zwar so heftig gegen meine Handfläche, dass dort augenblicklich eine riesige Wunde klaffte, die heftig blutete.

»Hilfe, Krankenwagen, Notarzt!«

Ja, so sah es aus, und das wäre auch sicher das gewesen, was man (auch ich) in einem solchen Fall sofort veranlasst hätte. Doch dummerweise war ich ganz allein und hatte – natürlich! – auch das

Handy zu Hause liegen gelassen. Auch war ich nicht mit dem Auto gekommen, sondern mit dem Fahrrad, und im Moment war an Fahren, womit auch immer, sowieso nicht zu denken. Ich sah nur, wie das Blut lief, und spürte, wie mir der kalte Schweiß auf die Stirn trat. Angesichts dieser ziemlich schlimmen Lage geriet ich aber nicht etwa in Panik, sondern wurde im Gegenteil ganz ruhig. Ich setzte mich unter einen Baum, legte die blutende Hand, die ich mittlerweile in ein Geschirrtuch gewickelt hatte, ganz vorsichtig in meinen Schoß und hörte auf zu denken. Ja, ich hatte wirklich den Eindruck, als seien all meine Gedanken wie ausgeknipst. Da war einfach nichts mehr, keine Angst, kein Bedauern, keine Planung für die unmittelbare Zukunft, gar nichts ... Nur die warme Sonne auf meinem Gesicht, das Summen der Bienen in den Blumen (die ich plötzlich viel deutlicher wahrnahm als sonst und mit irgendwie strahlenden Konturen) und dieses Baby in meinem Schoß, das jetzt ganz friedlich zu schlafen schien. Irgendwann dämmerte ich selbst ein bisschen weg. Als ich wieder aufwachte, war mir zunächst nicht klar, warum ich hier unter dem Baum saß mit einem Geschirrtuch im Schoß. Ich wickelte das Tuch ab und betrachtete meine Hand. Die Wunde sah zwar nicht sehr schön aus, hatte aber aufgehört zu bluten und tat nicht mehr weh. Ich wickelte ein neues Tuch um die Hand, packte meine Sachen und fuhr nach Hause. Der Unfallchirurg, den ich am nächsten Tag aufsuchte, war beeindruckt. Die Wunde war mindestens einen halben Zentimeter tief und ihre Ränder klafften auseinander, wenn ich die Finger nach außen bewegte.

»Was haben Sie gemacht?«, fragte er. »Einfach nichts? Hat das denn nicht höllisch wehgetan?«

»Doch, natürlich, am Anfang schon, aber dann eigentlich nicht mehr.«

Während er die Wundränder ordentlich verklebte – »damit die Narbe später nicht so hässlich aussieht« –, erzählte ich ihm von indischen Sadhus, die sich Pfeile durch die Zunge stechen und sie anschließend wieder herausziehen, ohne dass ein Tropfen Blut fließt. Darüber, wie das wohl möglich sei, hatten sich während meines Studiums Mediziner und Ethnologen lange Wortgefechte geliefert. Von Endorphinausschüttung war da die Rede gewesen und von ekstatischen Zuständen, die nur durch jahrelanges, unermüdliches Meditieren zu erreichen seien. Auch ich war immer der Ansicht gewesen und bin es irgendwie immer noch, dass es für eine derartige Schmerzunempfindlichkeit be-

sondere geistige Fähigkeiten braucht. Aber vielleicht braucht es auch einfach nur Hingabe an das, was ist. Eine Hingabe, die man in Fällen wie meinem eigenen, eben geschilderten vermutlich sehr viel leichter aufbringt, wenn man keine andere Wahl hat.

In den nächsten Übungen geht es um Sinneswahrnehmung, also um all das, was Sie mit Ihren fünf ganz normalen Sinnen wahrnehmen und demnach für die Realität halten. Sagen Sie manchmal: »Ich glaube nur, was ich sehe.«? Und sind Sie überhaupt der Ansicht, dass es so etwas wie eine »objektive« und eindeutig beschreibbare Wahrnehmung von Dingen und Sachverhalten gibt? »Das ist ganz klar und eindeutig!« Sagen Sie diesen Satz manchmal? Dann machen Sie doch mal mit ein paar Freunden – solchen, von denen Sie glauben, sie lägen ganz mit Ihnen auf einer Wellenlänge – die folgende Übung.

Meine Welt, deine Welt

Setzen Sie sich zusammen mit Ihren Freunden an irgendeinen Platz im öffentlichen Raum, in ein Café zum Beispiel, und beobachten Sie fünf Minuten lang (nach der Stoppuhr), was um Sie herum vor sich geht.
Tauschen Sie sich anschließend darüber aus, was jeder Einzelne von Ihnen wahrgenommen hat. Um die Übung einfacher zu machen, können Sie auch genau definierte Anker für die Wahrnehmung vorgeben, zum Beispiel:

- Wir achten auf die ersten drei Menschen, die von jetzt an das Café verlassen.
- Welche Haarfarbe haben sie?
- Haben sie etwas in der Hand, und wenn ja, was?
- Was für Schuhe tragen sie?

Und so weiter. Es geht hier ausdrücklich *nicht* um das Bewerten des Wahrgenommenen, sondern nur um das Wahrnehmen selbst und auch nur um die visuelle Wahrnehmung, also um etwas, womit wir in unserer Gesellschaft angeblich die meiste Erfahrung haben.

Die Erfahrungen, die ich mit dieser Übung gemacht habe, waren immer höchst amüsant. Es begann schon damit, dass wir uns nicht einig waren, welches die ersten drei Personen waren, die das Lokal verlassen hatten, geschweige denn, welche Haarfarbe sie hatten und ob sie überhaupt etwas in der Hand trugen. Was und in welcher Hand? Keine Ahnung. Aber vielleicht sind Ihre Freunde einfach aufmerksamer als meine.

Die nächsten Übungen machen Sie allein und am besten in Ihrer vertrauten Umgebung. Es geht darum, Ihre fünf Sinne ganz bewusst einzusetzen, um Gewohntes und Vertrautes ganz neu zu erleben.

Mit ganz anderen Augen sehen

- Schließen Sie Ihre Augen, indem Sie die Augenlider sanft zuklappen.
- Was »sehen« Sie noch? Hell und Dunkel vielleicht?
- Drehen Sie den Kopf ganz bewusst der Sonne entgegen und dann wieder zurück.
- Gewöhnen Sie sich an das Dunkel, das gar keines ist, und nehmen Sie die feinen Übergänge zwischen hellerem und dunklerem Dunkel wahr.
- Schließen Sie die Augen dann ganz fest, indem Sie die Hände darüberlegen.
- Was sehen Sie jetzt?
- Ist es ganz dunkel oder blitzen ab und zu Lichtpunkte auf?
- Bleiben Sie eine Weile in der Dunkelheit.
- ....

- Öffnen Sie die Augen nun ganz langsam. Worauf fällt Ihr Blick zuerst?
- Nehmen Sie dieses Objekt anders wahr als zuvor?
- Nehmen Sie es überhaupt zum ersten Mal richtig wahr oder kommt es Ihnen zumindest so vor?
- Hebt sich der Gegenstand von seiner Umgebung ab, zum Beispiel, weil Sie seine Konturen klarer und seine Farben leuchtender wahrnehmen?
- Registrieren Sie alles, was Ihnen auffällt – auch Urteile über den beobachteten Gegenstand, etwa: »Oh, wie schön« oder »Mein Gott, wie kitschig!« Oder den Drang, sofort etwas verändern/verbessern zu wollen, nach dem Motto: »Die Fenster müssen geputzt werden« oder »Meine Güte, ist das staubig!«

Machen Sie diese Übung so oft, bis Sie die Dinge in Ihrer Umgebung wirklich mit ganz neuen Augen sehen. Irgendwann, wenn Sie sich lange genug im »einfach nur Sehen« geübt haben, werden nicht nur die Urteile verschwinden, sondern auch der reflexartige Drang, auf der Stelle eingreifen und etwas verändern zu wollen. Nichts gegen Fensterputzen und Staubwischen, aber alles zu seiner Zeit.

Die Musik des Lebens hören

- Verschließen Sie Ihre Ohren mit den Kuppen der Zeige- oder Mittelfinger so dicht, dass Sie keine Geräusche von außen mehr hören.
- Was hören Sie jetzt von innen? Das Rauschen des Blutes? Ein rhythmisches Klopfen dahinter? Noch andere Geräusche?
- Nehmen Sie jenseits dieser Geräusche – oder dazwischen – die Stille wahr?
- ....
- Öffnen Sie ganz bewusst Ihre Ohren. Welchen Klang nehmen Sie als ersten bewusst wahr?
- Oder ist es gar nicht möglich, einen einzigen Klang auszumachen, weil der »Lärm« schier unerträglich scheint?

Das kann Ihnen so vorkommen, wenn Sie diese Übung beispielsweise in Hörweite einer belebten Straße bei offenem Fenster machen. Oder beim Public Viewing während der Fußballweltmeisterschaft. Oder in der Disco.

Aber ist das nicht eine Meditation?

Ja, natürlich, aber wer sagt, dass sämtliche Meditationen nur an Orten gemacht werden dürfen, an denen man »ungestört« ist und die Bedingungen »ideal« sind? Und was ist schon »ideal«? Für diese Übung ist jeder Ort ideal, an dem Sie die Musik des Lebens hören können, und die besteht nicht nur aus den Klängen der Natur, sondern auch aus all den Geräuschen, die Menschen machen und die von Menschen gemachte Dinge verursachen: Flugzeuge, Autos, Feuerwehrsirenen, Kirchenglocken, startende Motorräder, Fahrraddynamos, was auch immer.

- Lauschen Sie aufmerksam auf sämtliche Geräusche um sich herum.
- Nehmen Sie wahr, wie diese Geräusche aus der Stille entstehen, ansteigen und wieder verebben.
- Achten Sie auch auf die Pausen zwischen den einzelnen Geräuschen, auf das scheinbare Nichts, aus dem der Klang entsteht, bevor er ansteigt und wieder verebbt, um am Ende in die Stille zurückzukehren – wie eine Welle, die aus dem Meer angerollt kommt und dann wieder dorthin zurückkehrt.

Was wir oft als »Krach« empfinden, ist für viele Musiker pure Inspiration. Ein Freund von mir ist Dirigent eines Staatsorchesters, Solorepetitor für die Opernsänger und Leiter eines Musikkabaretts – alles in allem das, was man als »Vollblutmusiker« bezeichnen kann. Wer mit ihm unterwegs ist, erlebt die Welt der alltäglichen Klänge auf ganz andere Weise. Wenn eine Feuerwehrsirene ertönt, bekommt er glänzende Augen und sagt: »Ah, das ist übrigens ein ganz berühmter Dreiklang.« Vorbeifahrende Motorräder assoziiert er mit Passagen aus berühmten Ouvertüren, und selbst das Geräusch eines Presslufthammers bringt er mit »hoher Kunst« in Verbindung. »Das kann man physikalisch erklären«, sagt er. »Die Frequenzen dieser Klangfolgen sind einfach ähnlich wie die in bestimmten Musikstücken.«

Das gibt mir zu denken und macht mir klar, dass man diese Art des Hörens vermutlich lernen kann, dass sie aber – wieder einmal – nicht nur etwas mit »Wissen über« etwas (in diesem Fall die Physik des Klangs und natürlich all die Opern, Symphonien und U-Musikstücke) zu tun hat, sondern vor allem mit Hingabe an das, was ist – also mit entspannter Aufmerksamkeit im gegenwärtigen Moment. Wir alle sind in der Lage, die Musik des Lebens zu hören und selbst zur Musik des Lebens beizutragen, auch wenn wir kein Instrument spielen und in der Schule beim Vorsingen immer nur den ersten Preis im Brummen bekommen haben.

Möglicherweise haben Sie durch die Seh- und Hörübungen nicht nur erfahren, wie subjektiv Ihre Wahrnehmung ist, sondern auch eine Idee von dem Wohlgefühl bekommen, das sich einstellt, wenn Sie Bilder und Klänge einfach nur wahrnehmen, ohne sich vorher bestimmte Vorstellungen davon zu machen und das Wahrgenommene dann vergleichen, beurteilen und einordnen zu wollen.

Nun können Sie versuchen, die Art der Wahrnehmung, die Sie bis hierher vor allem bei den Klängen angewandt haben – *beobachten, wie eine Sinneswahrnehmung aus dem Nichts entsteht, ansteigt, allmählich verebbt und dann wieder im Nichts verschwindet* –, auch auf andere Sinneswahrnehmungen (Tasten, Riechen und Schmecken) auszudehnen.

Die Haut als Sinnesorgan

Die Haut ist unser größtes Organ mit den vielseitigsten Funktionen. Sie grenzt uns einerseits von der Außenwelt ab und bietet Schutz vor schädlichen äußeren Einwirkungen. Andererseits ist sie unsere größte »Kontaktfläche« zu allem, was von außen auf uns zukommt. Die Tore der Wahrnehmung über die Haut kann man nicht schließen wie Augen und Ohren. Sie sind ständig geöffnet, und die Haut ist an vielen Wahrnehmungen beteiligt. Wenn wir beispielsweise Musik hören, die uns berührt, bekommen wir eine Gänsehaut.

In dieser Übung geht es – wie bereits angedeutet – darum zu beobachten, *wie eine Sinneswahrnehmung aus dem scheinbaren Nichts entsteht, ansteigt, allmählich verebbt und dann wieder im Nichts verschwindet.*

- Konzentrieren Sie sich auf einen einzelnen Sinnesreiz, den Sie über die Haut wahrnehmen, einen kühlen Luftzug zum Beispiel, und beobachten Sie, wie er entsteht und immer deutlicher spürbar wird, bis er verebbt und schließlich wieder verschwindet.

Unter extremen Bedingungen, wenn es also beispielsweise sehr heiß ist, fällt es leichter, genau wahrzunehmen, wie der Luftzug die Haut erreicht – wie er in der subjektiven Wahrnehmung entsteht und Realität wird. Das ist der Vorteil eines Lebens in der Dualität. Es bietet uns immer wieder Situationen, in denen wir das sogenannte Angenehme als extremen Gegensatz zum sogenannten Unangenehmen erleben und so überhaupt erst schätzen können. Nach ein paar Tagen extremer Hitze werden Sie die ersten Regentropfen auf der Haut ganz anders wahrnehmen, als wenn es immer ein bisschen feucht und neblig ist.

- Achten Sie eine Zeit lang ganz bewusst darauf, wie Sie Ihre Umwelt im Alltag über die Haut wahrnehmen. Was nehmen Sie beispielsweise über die Haut wahr, während Sie dieses Buch lesen (siehe Übung Seite 155)? Was beim Einkaufen? Beim Autofahren?
- Was verändert sich an der Wahrnehmung über die Haut, wenn Gedanken und/oder Emotionen ins Spiel kommen? Vielleicht wird die Haut feucht, heiß, kalt, etc. Ich habe manchmal sogar das Gefühl, dass sie sich ausdehnt oder durchlässiger wird. Finden Sie heraus, was für Sie stimmt.

Wahrnehmung findet im Gehirn statt und ist daher alles andere als objektiv. Wahrscheinlich haben Sie das gemerkt, während Sie diese Übungen gemacht haben, und genau das ist auch der Sinn solcher Übungen: unmittelbar zu erfahren, dass wir unsere Welt selbst erschaffen, und zwar durch die Art, wie wir sie wahrnehmen. In dem Moment, in dem wir durch einfaches Da-Sein und achtsames Beobachten erkennen, dass die Welt da draußen ein Spiegel der Welt in uns ist, haben wir das Entscheidende begriffen: *Tat tvam asi* (»Das bist du«).

Was immer »da draußen« ist, ist auch in mir. Und das, worüber ich mich aufrege, was ich ablehne und verurteile, hat genauso viel mit mir zu tun wie das, was ich bewundere und wovon ich glaube, es niemals erreichen zu können. Die Welt ist in uns und bestimmt die Art, wie wir sie wahrnehmen. Das kann sogar die Wahrnehmung mit so archaischen Sinnen wie dem Riechen betreffen. Dazu möchte ich Ihnen eine Geschichte erzählen, die ich selbst erlebt habe:

Nachdem ich viele Jahre in Asien verbracht hatte, arbeitete ich an meiner Dissertation und nebenbei als Übersetzerin in einer Firma für Elektrotechnik. Jeden Tag in der Mittagspause ging ich mit den Kollegen über den Hof, in dem Autos und Motorroller parkten, zur Kantine. An diesem einen Tag roch es extrem nach Zweitaktergemisch, jener Mi-

schung aus Benzin und Öl, mit der in ganz Asien viele kleine Fahrzeuge betankt werden, vom Vespa-Roller bis zur Motorrikscha. Ich schnupperte und sagte: »Hm, hier riecht es wie in Indien.«

Eine Kollegin bekam sofort ganz glänzende Augen und sagte: »Ja, diesen Geruch finde ich auch so toll. Diese Mischung aus Räucherstäbchen und den Jasminblüten, die die Frauen im Haar tragen.«

Räucherstäbchen und Jasmin? Dieser Hof war ein Parkplatz, kein Garten und es gab auch nirgendwo einen Altar für irgendwelche Glücksgötter, denen man Rauchopfer hätte darbringen können. Dennoch nahm diese Frau in diesem Moment den Geruch von Räucherstäbchen und Jasmin wahr, ausgelöst durch ein einziges Wort: Indien.

Diese Geschichte vermittelt gleich zwei Erkenntnisse über sinnliche Wahrnehmung: Sie kann Erinnerungen an längst vergangene Ereignisse wachrufen, die dann irgendwie mit der unmittelbaren Wahrnehmung vermischt werden. Und sie kann offenbar auch durch einen Gedanken oder ein Stichwort in Verbindung mit einer Erinnerung ausgelöst werden. Vielleicht funktioniert das nicht bei allen Menschen auf so erstaunliche Weise wie in diesem Fall, aber doch sicher bei einigen.

Eine Sinneswahrnehmung bei ihrem Entstehen, Ansteigen, Verebben und Vergehen beobachten – das können Sie natürlich auch mit dem Schmecken machen und bei jeder Mahlzeit. Wenn Sie jeden einzelnen Bissen so bewusst zu sich nehmen, wird sich einer Ihrer möglichen Wünsche auf jeden Fall erfüllen, nämlich der nach dem idealen Gewicht.

Wir geben der Welt die Bedeutung, die sie für uns hat, indem wir äußere Impulse aufnehmen und sie zu etwas von uns machen. Umgekehrt prägen wir der Welt auch ständig etwas von uns ein, und zwar keineswegs nur, indem wir etwas von Bedeutung oder mit einer bestimmten Bedeutung äußern. Dass Information auch ohne jede Bedeutung ihre Wirkung nicht verfehlt, können Sie erleben, wenn Sie die folgende Übung machen:

In einer Sprache sprechen, die es nicht gibt

Machen Sie diese Übung mit mindestens einer anderen Person, die Ihnen aufmerksam zuhört.

- Atmen Sie mehrmals tief ein und aus und achten Sie dabei auf das Kommen und Gehen des Atems und vor allem auf die Pausen zwischen den Atemzügen.
- Mit dem nächsten Ausatmen beginnen Sie zu sprechen, und zwar in einer Sprache, die es nicht gibt.

- Denken Sie nicht vorher über die Regeln nach, die dieser Sprache zugrunde liegen könnten, sondern sprechen Sie einfach drauflos.
- Machen Sie sich auch keine Gedanken über die Bedeutung Ihrer Worte oder über die »Botschaft«, die Sie vermitteln wollen. Hier geht es einzig und allein darum, den Verstand auszuschalten.
- Als *Zuhörer* bleiben Sie einfach wach und hören zu. Registrieren Sie, wann Sie den gehörten Worten eine Bedeutung geben und welche.
- Tauschen Sie sich am Ende der Übung (nach etwa drei Minuten) darüber aus, was Sie während dieser Übung wahrgenommen haben – als Sprecher und als Zuhörer.

Bei dieser Übung ging es – wie gesagt – darum, den Verstand weitgehend auszuschalten. Das dürfte Ihnen als Sprecher gelungen sein, denn es ist nahezu unmöglich, in einer wirklich unbekannten Sprache zu sprechen und dabei zu denken. Und als Zuhörer? Ist es Ihnen gelungen, sich von allen Erwartungen an eine »Informationsübermittlung« zu befreien und einfach anzunehmen, was da »Sinnloses« auf Sie zukommt? Und wenn ja, welche Wirkung hatte es auf Sie?

Die Übung kann uns unter anderem helfen zu erkennen, dass wahre Verständigung keine Sprache (im Sinne der Übermittlung von Worten mit einer bestimmten Bedeutung) braucht und dass Sprache auf der anderen Seite häufig mehr zur Verwirrung als zur Klarheit beiträgt. Das ist allein schon deshalb so, weil wir die meiste Zeit nicht über das sprechen, was ist, sondern über Erinnerungen, Vorstellungen, Meinungen und Erwartungen.

»Hätte, wäre, könnte, sollte, müsste, würde, wollte; so tun, als ob …« Können Sie sich eine Sprache vorstellen, in der es all diese Worte nicht gibt? Und kein Wort für »gestern«? Und keins für »morgen«? Keinen Konjunktiv und keine Passivform? Es gibt so eine Sprache, und es gibt Menschen, die sie sprechen. Sie heißen Pirahã, was »gerader Kopf« bedeutet, und leben am Amazonas. Die Pirahã-Indianer sind Jäger und Sammler. Sie haben kaum Handwerk, keine Medizin (!) und ziehen beim Tauschhandel mit ihren Nachbarn meist den Kürzeren, weil sie nicht rechnen können. Dennoch halten sie ihr Leben nicht für verbesserungswürdig, und es ist ihnen völlig egal, was Leute sagen, die sie nicht kennen. Als höchsten kulturellen Wert der Pirahã bezeichnet Daniel Everett das »Prinzip des unmittelbaren Erlebens«.

Everett kam als Missionar zu den Pirahã und lernte deren Sprache, weil es ihm ja ursprünglich darum ging, diesen Menschen das Wort Gottes nahezubringen. Doch schon während er das Markusevangelium ins Pirahã übersetzte, merkte er, dass es wohl kaum die gewünschte Wirkung haben würde. Warum sollte sich jemand, der mit seinem Leben glücklich ist und dem es egal ist, was

Unbekannte zu sagen haben, eine Geschichte anhören, die vor fast zweitausend Jahren in einer anderen Welt geschrieben wurde?

Welche Geschichten hören Sie sich an: die Nachrichten im Fernsehen, die Meinungen aller möglichen »Experten«, die Krankengeschichten von diesem und jenem Unbekannten, die Artikel in dieser Fachzeitschrift und jenem Magazin …? Und wenn jemand ein Gespräch mit den Worten beginnt: »Sie haben doch sicher den Artikel in der letzten Ausgabe des *Spiegel* gelesen«, erwidern Sie dann: »Nein, habe ich nicht.« Oder kommen Sie ins Stottern?

Für mich lautet die entscheidende Frage bei allen Geschichten, die ich höre oder lese: Was davon bringt etwas in mir zum Klingen? Welches dieser vielen Worte wird in mir »Fleisch«? Was wird ein Teil meines Erlebens? Ich bin kein Pirahã. Ich lebe nicht im Urwald. Ich wäre vermutlich schon längst verrückt geworden, wenn ich wie diese Jäger und Sammler jede Nacht nur zwei Stunden schliefe. Ich habe zwar auch schon im Dschungel gelebt, aber dass mich der Dschungel so richtig ins Hier und Jetzt gezwungen hätte, dass ich kein »hätte, sollte, würde« mehr gebraucht hätte (sag ich doch!), so weit ist es nicht gekommen. Geschichten von mir unbekannten Menschen, die irgendwann erzählt wurden, spielen in meinem Leben durchaus eine nicht unwesentliche Rolle, aber wenn das Erzählte nicht *wirklich* bei mir ankommt, ist es Ballast, von dem ich mich möglichst schnell und ohne großen Aufhebens wieder trenne.

Das betrifft vor allem all das angeblich so »Wissenswerte«, das andere mir verordnen, alle diese Bücher, die »man« angeblich gelesen haben »muss«, weil sie auf den Bestsellerlisten stehen.

Und mit Gesprächen ist es nicht anders. Versuchen Sie es. Wenn Sie das nächste Mal das Gefühl haben, von einem selbst ernannten oder auch sogenannten »Experten« zugetextet zu werden, konzentrieren Sie sich einfach auf die Pausen oder auf den Klang der Sprache oder auf bestimmte (sinnlose) Füllworte wie »äh« oder »gewissermaßen«. Und wenn am Ende trotzdem etwas hängen bleibt, das *für Sie* von Bedeutung ist, dann merken Sie sich *das*.

Und mit diesen markigen Worten haben wir den Raum des reinen Gewahrseins längst wieder verlassen und sind bei den Ratschlägen angekommen – die Sie natürlich von mir genauso wenig annehmen müssen wie von sonst einem selbst ernannten »Experten«.

Ich hatte Ihnen für dieses Kapitel Übungen versprochen, keine Belehrungen. Daher sollte am Ende dieses Kapitels auch ein Übungsvorschlag stehen, nicht wahr?

Das Unmögliche denken

»Ich habe mir angewöhnt, jeden Morgen schon vor dem Frühstück an sechs unmögliche Dinge zu denken«, sagt Alices Vater in Tom Burtons Film *Alice im Wunderland*. Dabei geht es natürlich nicht darum, sich über all das zu grämen, was angeblich nicht möglich ist, sondern die eigenen Zweifel zu überwinden und »Beweise« dafür zu sammeln, dass das scheinbar Unmögliche eben doch möglich ist. Ein paar Beispiele gefällig?

Behauptung Nummer 1:
»Es ist unmöglich, dass sich die Erde um die Sonne dreht.«

Das war allgemeine Überzeugung in Europa, bevor Wissenschaftler wie Nikolaus Kopernikus und Galileo Galilei etwas anderes herausfanden (siehe Seite 41).

Behauptung Nummer 2:
»Immer mehr Tier- und Pflanzenarten sterben aus. Es ist unmöglich, dass heutzutage noch neue Tierarten entdeckt werden.«

Nach Informationen von *www.rp-online.de* vom 16. 12. 2008 haben Forscher im Gebiet um den Mekong in Südostasien zwischen 1997 und 2007 mehr als tausend neue Tier- und Pflanzenarten entdeckt. Einige davon galten schon längst als ausgestorben.

Behauptung Nummer 3:
»Es ist unmöglich, sich mit Menschen zu verständigen, deren Sprache man nicht spricht, wenn, zumindest am Anfang, kein Dolmetscher dabei ist.«

Dass dies sehr wohl möglich ist, habe ich selbst schon oft erlebt. *Wie* es geht, kann man von Sprachwissenschaftlern lernen oder beispielsweise im Buch *(Das glücklichste Volk)* des bereits erwähnten Daniel Everett nachlesen. Das Rezept für eine monolinguale Situation (so heißt das, wenn der Wissenschaftler mit den Muttersprachlern keine gemeinsame Verständigungssprache hat) lautet, kurz zusammengefasst: viel Neugier beziehungsweise Offenheit, viel Geduld, viel Humor.

Sechs unmögliche Dinge denkt sich Alices Vater jeden Tag schon vor dem Frühstück aus. Diese drei Beispiele mögen verdeutlichen, dass man in viele Richtungen denken kann, wenn man gezielt nach dem angeblich Unmöglichen sucht. Und eine solche Übung ist allemal besser, als jeden Tag schon vor dem Frühstück über drei, sechs oder mehr Dinge zu jammern und zu klagen.

Auf der Erde gehen …

»Das wahre Wunder besteht nicht darin,
auf dem Wasser zu wandeln,
sondern auf der Erde zu gehen.«

THICH NHAT HANH

Im Raum des reinen Gewahrseins ist alles möglich, und Wunder geschehen viel häufiger, als man erfährt und vermuten würde.

Manche Menschen werden »wie durch ein Wunder« von lebensbedrohlichen Krankheiten geheilt, andere erleben die Erfüllung ihrer größten Wünsche und Sehnsüchte, wieder andere haben in bestimmten Situationen – dann nämlich, »wenn es scheint, als geht nichts mehr« – Fähigkeiten, von denen sie vorher nicht einmal zu träumen wagten.

Doch sind sie auch fähig, all diese »Ausnahmeerscheinungen« in ihren Alltag zu integrieren und nach dem

Spaziergang auf dem Wasser (schwebend!) wieder ganz normal auf der Erde weiterzugehen? In diesem Zusammenhang kann man sich auch andere Fragen stellen, zum Beispiel: Ist es nicht gefährlich, sich immer wieder und immer länger in diesem Raum des reinen Gewahrseins aufzuhalten? Was, wenn man da gar nicht mehr rauskommt?

Alles steht und fällt mit der Absicht dessen, der sich in diesen Raum begibt. Eine gewisse Gefahr besteht in der Tat dann, wenn sich der Betreffende immer wieder jenseits von Zeit und Raum aufhält, weil er oder sie sozusagen »den Himmel auf die Erde zwingen« will. So etwas soll es geben, und die indischen Mythen sind voll von jenen Asketen, die mit ihren außergewöhnlichen Geisteskräften selbst den Göttern Probleme bereiten.

Für uns »normale« Menschen, die vielleicht das eine oder andere Erleuchtungserlebnis beim Meditieren haben oder aber am eigenen Leib beziehungsweise in der näheren Umgebung etwas erleben, das nach dem, was wir über die Gesetze der Natur zu wissen glauben, als »Wunder« bezeichnet werden muss, gilt: *dankbar sein und bescheiden bleiben.*

Es ist wie mit der Erleuchtung. Vor der Erleuchtung muss man Wasser vom Brunnen holen, Holz hacken und den Boden putzen (wenn man einer dieser Zen-Meister aus den schönen buddhistischen Geschichten ist) und nach der Erleuchtung auch. An den alltäglichen Pflichten, die ich nun einmal habe, ändert sich nichts. Das Wunder hat mich vielleicht geheilt, aber der Boden putzt sich deswegen nicht von allein. Was ist dann der Unterschied?

Der Unterschied ist innerlich. Ich tue nach wie vor dieselben Dinge, aber nun tue ich sie bewusst. Ich bin ein anderer geworden. Und weil ich nicht mehr derselbe bin, ist auch die Welt nicht mehr dieselbe.

Soweit das Ideal. Doch es kann auch anders kommen. Der Film *Lourdes* von Jessica Hausner zeigt auf sehr eindrucksvolle Weise, dass Wunder durchaus geschehen können, auch im »Club Méditerranée der Heilsuchenden« (Katja Nicodemus in *zeit.de/2010/14/Kino-Lourdes*), aber haben sie auch Bestand? Der Film erzählt die Geschichte einer durch Multiple Sklerose vollständig gelähmten jungen Frau namens Christine. Lourdes ist nicht der erste Wallfahrtsort, den sie besucht. Sie ist sozusagen Dauerpilgerin. Auch ihren netten Malteser-Betreuer kennt sie schon von einer anderen Pilgerfahrt, und immer dabei ist natürlich ihre Mutter, die aufopferungsvoll ihren Rollstuhl schiebt – nicht zuletzt, weil man auf diese Weise immer schnell und problemlos nach ganz vorn gelangt, wo man auch sicher was abbekommt vom Segen. Alles ist wie immer – die Kranken, die Betreuer, die Nonnen, die Priester, die Ärzte, die Souvenirläden mit den Marienfigürchen … Doch dann geschieht das Wunder: In der Grotte von Lourdes kann Christine plötzlich aus eigener Kraft die Hand heben und im Laufe der Zeit gelingt immer mehr. Am Ende legt sie sogar mit dem hübschen Malteser-Betreuer ein Tänzchen aufs Parkett. Natürlich wird das Wunder untersucht. Die Ärzte müssen zugeben, dass dies höchst ungewöhnlich ist. Natürlich gibt es bei Multipler Sklerose sogenannte »Schübe« und es kann durchaus vorkommen, dass es den daran Erkrankten mal besser und mal schlechter geht, aber eine solche Veränderung … Ja, das ist ein Wunder. Christine bekommt eine offizielle Bescheinigung, allerdings mit dem Zusatz, dass noch nicht sicher ist, wie lange das anhalten wird. Es hält eine Weile. Christine nimmt an einem Ausflug teil. Sie geht allein, sie geht an der Hand des netten Betreuers, sie ist verliebt, sie schwebt auf Wolke sieben.

Doch hinter ihrem Rücken – nicht außer Hörweite allerdings – wird gezweifelt und gelästert und gejammert: »Wieso ist die jetzt geheilt worden? Da gab es doch weiß Gott andere, die es eher verdient hätten …« Der freundliche Malteser hat nun auch anderes zu tun, denn sie ist ja geheilt und es gibt ja auch noch andere Frauen, junge Kolleginnen zum Beispiel. Und schließlich ihre Mutter, die ständig den leeren Rollstuhl neben ihr her schiebt, denn man weiß ja nie. Und außerdem – was soll sie jetzt tun? Sie hat keine Aufgabe mehr und steht jetzt immer irgendwo ganz hinten, weil ihre Tochter jetzt buchstäblich auf eigenen Beinen steht.

Sie können sich denken, wie der Film ausgeht, nicht wahr? Christine bricht auf der Tanzfläche zusammen. Aha, sagen die Lästermäuler, das war jetzt wohl doch ein bisschen zu viel! Und sie setzt sich in den Rollstuhl, der schon bereitsteht, weil man sich ja nicht sicher sein konnte …

Die Welt ist wieder wie vorher, und dabei hat man doch ganz deutlich gesehen und erlebt, dass es auch ganz anders sein könnte.

Nachwort: Die drei Überirdischen

Eine Erklärung bin ich Ihnen noch schuldig. Erinnern Sie sich? Wir haben in Zusammenhang mit dem nicht Benennbaren und nicht Erfassbaren, das in China *Tao* und in Indien *Brahman* heißt, erfahren, dass es etwas Vergleichbares in unserer Religion offenbar nicht gibt. Doch das stimmt nicht ganz, zumindest dann nicht, wenn man auch das Judentum, die Wurzel unserer Religion, einbezieht und dessen mystische Tradition, die uns vor allem in der Kabbala überliefert wird, der mystischen Deutung des Alten Testaments.

Dort ist unter anderem die Rede von den drei Überirdischen Kether (Krone), Chockmah (Weisheit) und Binah (Verstehen) mit den Gottesnamen *Ehyeh*, *Jehova* und *Jehova Elohim*.

Am Baum des Lebens bilden sie die übernatürliche Triade, ein Dreieck, dessen Spitze von *Kether* gebildet wird, jenen Zentrum am Baum des Lebens, das mit dem Gottesnamen *Ehyeh* (»Ich bin, der ich bin«) in Verbindung steht. Über Kether, »die Krone«, heißt es, es gebe in ihr »keine Form, nur reines Sein«. Dion Fortune meint in ihrem Buch *Die mystische Kabbala*, man könne das, was hier in Kether ist, als »latente Möglichkeit zur Existenz« beschreiben (Fortune, Seite 121). »Kether ist die reine Quelle aller Energie«, sagt Dion Fortune. »Jede Art von Energie aus einer anderen Quelle als dieser, ist eingeschränkte, partielle Energie« (Fortune, Seite 129).

Dieses sehr komplexe Thema eingehend zu behandeln, würde den Rahmen dieses Buches sprengen. Ich hoffe jedoch, dass es mir gelungen ist, noch einmal deutlich zu machen, wovon in diesem ganzen Buch die Rede war: reines Bewusstsein, reine Information, die reine Quelle aller Energie. Das ist nichts, was man *machen* oder *übertragen* oder *manipulieren* kann. Vielmehr ist es selbst der Verursacher der Manifestation. Wir bringen unsere Absicht in den Prozess ein und verzichten darauf, sein Ergebnis festlegen zu wollen.

Es ist wie in der Quantenphysik. Wir können nicht zu hundert Prozent sicher sein, dass ein Prozess so ausgeht, wie wir es uns gedacht haben, aber zu etwa 66 Prozent – und oft bekommen wir ein Ergebnis, mit dem wir überhaupt nicht gerechnet hätten. Das nennen wir dann Wunder.

Dank

Ich danke zwei Menschen, die aktiv zu diesem Buch beigetragen haben.

Die Ausführungen über den Begriff Logos beim Evangelisten Johannes (Seite 22–23) stammen von Pastor Dr. theol. Kurt Paesler, Bad Harzburg.

Die biologischen Informationen im Kapitel »Informationszentrum DNS« hat Darius Molitor, Abiturient mit Leistungsfach Biologie, beigesteuert.

Beiden gebührt das Lob, nicht aber der Tadel, denn für eventuelle Fehler und Mängel dieses Buches zeichnet die Autorin ganz allein verantwortlich.

Literatur

Becker, Volker: *Gottes geheime Gedanken. Was uns westliche Physik und östliche Mystik über Geist, Kosmos und Menschheit zu sagen haben,* Lotos, München 2008.

Braden, Gregg: *Im Einklang mit der göttlichen Matrix. Wie wir mit allem verbunden sind,* KOHA, Burgrain 2009 (6. Auflage).

Chown, Marcus: *Die Suche nach dem Ursprung der Atome. Wie uns von wem das Universum entziffert wurde,* Matrix, Wiesbaden 2004.

Easwaran, Eknath (Hrsg.): *Die Upanischaden,* Goldmann, München 2008.

Everett, Daniel: *Das glücklichste Volk. Sieben Jahre bei den Pirahã-Indianern am Amazonas,* DVA, München 2010.

Fortune, Dion: *Die mystische Kabbala,* Hermann Bauer, Freiburg 1990 (2. Auflage).

Görnitz, Thomas und Brigitte: *Der kreative Kosmos. Geist und Materie aus Quanteninformation,* Spektrum, Heidelberg 2007.

Hackemann, Matthias (Hrsg.): *Die Vorsokratiker,* Anaconda, Köln 2007.

Kinslow, Frank: *Quantenheilung. Wirkt sofort und jeder kann es lernen,* VAK, Kirchzarten 2009.

Latham, Caroline: *Du bist ein Heiler. Einstieg in die Praxis der Geist- und Energiearbeit,* Heyne, München 2008.

Lao Tse: *Tao Te King. Das Buch vom rechten Wege und von der rechten Gesinnung,* übersetzt und kommentiert von Jan Ulenbrook, Ullstein, Frankfurt/Berlin 1980.

Lexikon der östlichen Weisheitslehren, O. W. Barth, München 1986.

Lutherbibel erklärt, Deutsche Bibelgesellschaft Stuttgart, 1982.

Max Planck, Einstein und der Dalai Lama. 100 Jahre Quantentheorie: Der Physiker Anton Zeilinger über die

Revolution unseres Weltbilds. In: *Welt Online*, 12. 12. 2000. *http://www.welt.de/print-welt/article552630/Max_Planck_Einstein_und_der_Dalai_Lama.html*

Purce, Jill: *Die Spirale. Symbol der Seelenreise*, Kösel, München 1988.

Rätsch, Christian: *Chactun. Die Götter der Maya. Quellentexte, Darstellung und Wörterbuch*, Diederichs, München 1998 (3. Auflage).

Russell, Bertrand: *Denker des Abendlandes. Eine Geschichte der Philosophie*, Gondrom, Bindlach 2005.

Sogyal Rinpoche: *Das tibetische Buch vom Leben und Sterben. Ein Schlüssel zum tieferen Verständnis von Leben und Tod*, O. W. Barth, München 1994 (10. Auflage).

Vaas, Rüdiger: »Rückkehr aus dem Schwarzen Loch« in *Bild der Wissenschaft*, Leinfelden-Echterdingen, 6/2005, Seite 47.

Zimmer, Heinrich: *Indische Mythen und Symbole. Vishnu, Shiva und das Rad der Wiedergeburten*, Diederichs, Köln 1984.

Tara Assmann

Die Kraft der heilenden Zeichen

Seit Urzeiten malen sich Menschen Zeichen auf die Haut, um Psyche und Körper zu stärken und zu heilen. Dieses alte Wissen wurde neu entdeckt, weiterentwickelt und vielfach erprobt – mit faszinierenden Erfolgen! Akupaintur bringt die heilende Kraft der Symbole effektiv zur Geltung: Malen Sie das entsprechende Zeichen auf die richtige Hautstelle – und erfahren Sie die erstaunliche Wirkung bei unterschiedlichsten Beschwerden.

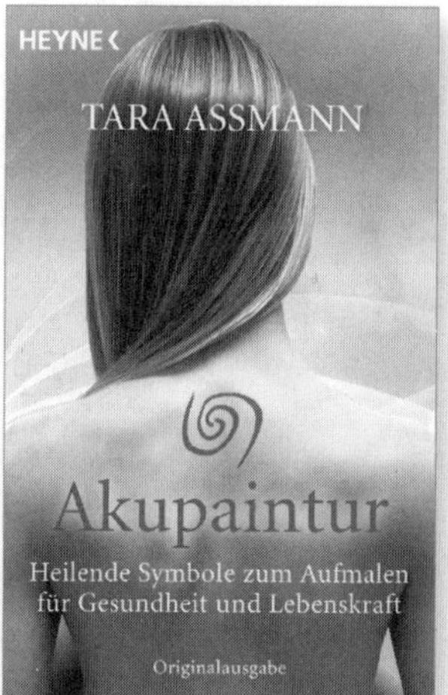

978-3-453-70152-6

Wie Sie durch Akupaintur die Selbstheilungskräfte Ihres Körpers aktivieren: mit praktischer Symptom-Übersicht von A bis Z

Leseprobe unter: **www.heyne.de**

HEYNE